LEÇONS

SUR

L'HERPÈS NÉVRALGIQUE

DES

ORGANES GÉNITAUX

OUVRAGES DU MÊME AUTEUR

Essai sur les maladies du cœur : *De la mort subite dans l'insuffisance des valvules sigmoïdes de l'aorte.*

Étude sur les névralgies réflexes symptomatiques de l'orchi-épididymite blennorrhagique. (Ouvrage couronné par l'Institut, prix Godard, année 1871.)

Leçons de Ch. West sur les maladies des femmes, traduites de l'anglais et considérablement annotées par CHARLES MAURIAC, médecin de l'hôpital du Midi. — 1870.

Recherches cliniques et expérimentales sur l'emploi du chloral dans les algies de nature vénérienne. — *Gazette des Hôpitaux*, 1870-1871.

Mémoire sur le paraphimosis. — 1872.

Mémoire sur les affections syphilitiques précoces du système osseux. — 1872. Adrien Delahaye, libraire-éditeur.

Étude clinique sur l'influence curative de l'érysipèle dans la syphilis. — 1873. Adrien Delahaye, libraire-éditeur.

Syphilis gommeuse précoce et réfractaire à l'iodure de potassium.

De la balano-posthite gangréneuse symptomatique des chancres simples; août 1874. — *Progrès médical.*

Du traitement de la balano-posthite et du phimosis symptomatiques des chancres simples. — 1874.

Leçon sur la balano-posthite et le phimosis symptomatiques des chancres infectants. — 1875.

Du psoriasis de la langue et de la muqueuse buccale.

Des synovites tendineuses symptomatiques de la syphilis et de la blennorrhagie. — 1875.

Du traitement de la syphilis par les fumigations mercurielles. — 1875. Adrien Delahaye, libraire-éditeur.

Des laryngopathies pendant les premières phases de la syphilis, en collaboration avec M. le docteur Krishaber.

Diminution des maladies vénériennes dans la ville de Paris depuis la guerre de 1870-1871 (1re leçon). — 1875.

Diminution des maladies vénériennes dans la ville de Paris depuis la guerre de 1870-1871 (2e leçon). Rareté actuelle du chancre simple (2e leçon).

Leçons sur les laryngopathies syphilitiques graves compliquées de phlegmon péri-laryngien. — 1876.

Mémoire sur les affections syphilitiques précoces des centres nerveux. — (Annales de dermatologie et de syphiligraphie, 1875.)

POUR PARAÎTRE PROCHAINEMENT :

Leçons sur la syphilose pharyngo-nasale.

Leçons sur l'aphasie et l'hémiplégie droite syphilitiques à forme intermittente, et sur les localisations de la syphilose corticale du cerveau.

Leçons sur les myopathies syphilitiques.

Paris. — Typographie Georges Chamerot, rue des Saints-Pères, 19

LEÇONS

SUR

L'HERPÈS NÉVRALGIQUE

DES

ORGANES GÉNITAUX

PAR

CHARLES MAURIAC

MÉDECIN DE L'HOPITAL DU MIDI

LAURÉAT DE L'INSTITUT (ACADÉMIE DES SCIENCES), ETC.

PARIS

V. ADRIEN DELAHAYE ET Cie LIBRAIRES-ÉDITEURS

PLACE DE L'ÉCOLE-DE-MÉDECINE

—

1876

(Extrait de la *Gazette des Hôpitaux*.)

HERPÈS NÉVRALGIQUE

DES

ORGANES GÉNITAUX

PREMIÈRE LEÇON (1).

INTRODUCTION.

Messieurs,

Je consacrerai la leçon que je vais avoir l'honneur de vous faire aujourd'hui à l'*herpès des organes génitaux*. C'est une affection que vous rencontrerez fréquemment dans la pratique. Il est donc utile pour vous de la connaître dans tous ses détails.

Quoiqu'elle ne fasse point partie des trois grandes classes de maladies vénériennes, et qu'elle n'ait pour cause prochaine aucun principe virulent contagieux, beaucoup de malades lui

(1) Faite le 8 janvier 1876.

attribuent une origine suspecte. Ils s'imaginent qu'elle leur a été communiquée récemment, ou bien qu'elle est l'indice du retour offensif de quelque vieille diathèse plus ou moins imaginaire qui n'a pas encore dit son dernier mot. Chez les personnes prédisposées à l'hypocondrie, ces craintes peuvent troubler sérieusement l'esprit, et réagir d'une manière fâcheuse sur toute l'économie.

Il faut avouer qu'elles sont justifiées, jusqu'à un certain point, par les apparences.

Outre son siége, l'*herpès génital* a, en effet, contre lui, sa coïncidence fortuite, sur les mêmes organes, avec certaines manifestations vénériennes. Ajoutez à cela quelques liens d'une causalité qui pour être tout à fait occasionnelle et locale, ne lui en donnent pas moins un semblant de parenté avec la blennorrhagie, les chancres simples ou les déterminations primitives et secondaires de la syphilis sur la verge.

Mais, bien plus ! vous verrez souvent des érosions ou des ulcérations herpétiques de la muqueuse balano-préputiale et de la rainure présenter comme aspect une analogie si frappante avec les chancres simples, certains chancres syphilitiques ou les plaques muqueuses de cette région, que vous serez parfois fort empêchés de vous prononcer sur leur nature.

A part sa tendance aux récidives, l'herpès génital n'a aucune gravité pronostique. Aussi, commettrait-on une grande erreur, préjudiciable à ceux qui en sont atteints, si on les soumettait au traitement topique ou général qu'exigent les ulcérations chancreuses ou syphilitiques.

Les considérations relatives au diagnostic de cette affection sont donc très-importantes. — Mais il y a un côté de l'*herpès génital* sur lequel je désire appeler tout particulièrement votre attention. C'est celui qui se rapporte à sa *pathogénie névropathique* ou du moins à sa solidarité avec certains troubles très-variés et fort curieux de la sensibilité. Je crois que ce sujet est neuf et n'a pas encore été traité. Lisez ce qu'on a écrit sur cette affection, et vous vous convaincrez que les auteurs ont passé sous silence ou énuméré d'une façon sèche et incomplète les phénomènes douloureux qui précèdent, accompagnent et suivent l'éruption herpétique des organes génitaux.

Ils n'ont pas vu ou ils ont méconnu une des variétés les plus intéressantes de l'herpès génital, celle que je me propose de vous décrire sous le nom d'*herpès névralgique des organes génitaux.*

J'ai été d'autant plus étonné de cette omission que, dans les cas de ce genre, — rares, il est vrai, — qu'il m'a été donné d'observer, les perturbations de la sensibilité s'imposaient à l'attention et sollicitaient l'examen par l'époque de leur apparition, par leur nombre et leurs variétés, par leur intensité, leur siége, leur mobilité, leurs paroxysmes, leurs intermittences, etc. Elles s'élevaient même quelquefois à une telle prédominance sympathique, qu'on pouvait et qu'on devait les considérer, non plus comme une manifestation accessoire, fortuite, subordonnée, mais comme un phénomène cardinal et primitif d'où procédaient et autour duquel gravitaient tous les autres.

N'en est-il pas ainsi dans l'herpès zoster ? Eh bien, il y a une ressemblance frappante entre l'herpès génital névralgique et le zona. *L'élément névralgiforme* m'a même semblé jouer un rôle plus considérable dans le premier que dans le second. Ajoutez que ce rôle est toujours agrandi et rehaussé par l'insignifiance apparente et réelle de l'élément éruptif. Quelle est, en effet, la lésion habituelle dans l'herpès névralgique des organes génitaux? Vous verrez qu'elle se réduit à un seul groupe de deux ou trois petites vésicules éphémères qui se convertissent en érosions superficielles dont la durée ne dépasse pas, en général, un, deux, trois septénaires au plus.

Je n'ai observé, jusqu'à présent, l'herpès névralgique des organes génitaux que chez l'homme. Il est fort probable et même certain qu'il doit exister aussi chez la femme avec les mêmes caractères.

Dans les cas que je vais vous décrire, vous serez sans doute surpris comme moi qu'une lésion aussi bénigne que la *plaque herpétique* suscite, à distance, des perversions de la sensibilité telles que l'hyperesthésie, l'analgésie, l'anesthésie, etc., et, en outre, des douleurs irradiantes remarquables quelquefois par leur intensité et la portée de leur jet. Ou bien, interprétant d'une façon inverse l'enchaînement et la corrélation des phénomènes, peut-être ne serez-vous pas moins étonnés de voir de pareils orages névropathiques aboutir à quoi? à cette misérable petite plaque herpétique qui semble posséder parfois le privilége de les dissiper en leur soutirant pour ainsi dire leur électricité nerveuse, et de leur servir de crise définitive ou temporaire.

Il y a donc dans l'herpès génital douloureux, tel que je l'a observé et tel que je le comprends, autre chose qu'une question d'étiologie banale et de diagnostic terre à terre. Il y a un problème de physiologie pathologique du plus haut intérêt. Il faut poser les termes de ce problème et le résoudre. Je vais tenter de le faire en prenant pour base la *Clinique analytique* (1).

(1) Un des esprits les plus éminents de l'École de Paris, M. le professeur Lasègue, vient de donner, selon moi, un modèle d'*analyse médicale* dans son très-remarquable travail sur le *Vertige mental*. (Voyez : *Bulletins de l'Académie de médecine*, séance du 4 janvier 1876, et *Gazette des Hôpitaux*, nᵒˢ 3 et 4, 1876.)

EXPOSITION DES FAITS

PREMIÈRE OBSERVATION

Herpès de la muqueuse préputiale : deux poussées successives. — Vers le onzième jour, douleurs locales excessives, sous forme paroxystique, puis lombalgie, douleurs irradiantes scrotales, périnéales, fessières, crurales, etc., etc. Plaques d'hyperesthésie, puis d'anesthésie cutanée sur divers points. — Inoculation négative de la sérosité purulente des érosions herpétiques.

Un an après, plaque d'herpès autour du point d'inoculation, à gauche de l'ombilic. — Elle fut précédée pendant plusieurs jours de lombalgie, puis d'irradiations lombo-abdominales, lombo-sacrées, lombo-ischiatiques du même côté.

Plus tard, vésicule unique d'herpès à la marge de l'anus, accompagnée des troubles nerveux les plus variés dans les extrémités inférieures, etc., etc.

I

C'est en 1870, à la veille de l'investissement de Paris, que j'observai pour la première fois la variété névralgique de l'herpès génital. Le malade qui en fut atteint avait trente-huit ans, jouissait d'une bonne santé, présentait les attributs du tempérament nervoso-sanguin, n'était affligé, pour le moment, d'aucune maladie vénérienne, et en avait été exempt depuis 1861, époque à laquelle il contracta un chancre infectant suivi d'accidents consécutifs qui persistèrent pendant trois ans.

Quand cette attaque d'herpès génital survint, il était donc à peu près dans son état normal, autant du moins qu'on pouvait l'être au milieu de circonstances aussi graves.

Les vésicules herpétiques se produisirent en deux poussées successives ; elles siégeaient sur la muqueuse du prépuce, au voisinage du sillon balano-préputial sur le dos de la verge, un peu à gauche. Elles se convertirent rapidement en petites érosions cupuliformes.

Pendant la première phase de leur durée, elles restèrent à peu près indolentes, et le malade ne leur prêta pas grande attention. Elles ne causaient localement qu'une sensation modérée de chaleur âcre et de cuisson. Elles n'avaient développé autour d'elles que fort peu d'inflammation.

Mais, vers le onzième jour, les choses changèrent de face.
Tout à coup, et sans aucune cause appréciable, d'horribles picotements, d'atroces démangeaisons se produisirent sur le
prépuce, qui devint d'une sensibilité morbide telle que le contact seul des vêtements était insupportable. C'est surtout pendant la nuit que ces phénomènes de douleur et d'hyperesthésie
locale arrivaient à leur maximum d'intensité. Ils s'exaspéraient
alors par moments sous forme de crises, au nombre de cinq
ou six, qui étaient assez fortes pour interrompre le sommeil
et qui se calmaient spontanément au bout de dix minutes ou un
quart d'heure.

Les érosions s'étaient un peu creusées et agrandies, et les
ganglions des deux aines étaient devenus fort douloureux. Le
malade, tout alarmé, crut qu'il avait des chancres et vint me
consulter. Je le rassurai du mieux que je pus, en lui faisant
remarquer d'abord que ces érosions n'avaient qu'une fausse
ressemblance avec le chancre mou, et puis qu'elles n'étaient
survenues que huit ou dix jours après le dernier coït. Or l'incubation du chancre mou est très-courte et n'excède pas en
général trois ou quatre jours. Quant au chancre syphilitique,
il n'y fallait pas songer, puisque le malade en avait eu un
en 1861.

Je parvins à le convaincre. Mais, voici que le lendemain et
le surlendemain (douzième ou quinzième jour de l'herpès), il
commença à ressentir du malaise, de l'embarras, de la pesanteur dans les reins et de la courbature dans tous les muscles de

la fesse gauche. Puis la peau du périnée et des bourses devint le siége d'altérations singulières de la sensibilité : tantôt elle y était exaltée et tantôt diminuée ; le contact y déterminait la chair de poule ; des élancements s'y faisaient sentir ; et il y passait comme des courants alternatifs de froid piquant ou de chaleur mordicante,

Pendant ce temps-là, l'herpès du prépuce restait stationnaire comme lésion ; mais il faisait rage par toutes sortes de sensations cuisantes, aiguës, paroxystiques, qu'il provoquait dans le prépuce. Cet organe était devenu un foyer de phénomènes des plus pénibles. De là, quelques irradiations se portaient, le long de la verge, jusqu'aux bourses, au périnée et à la partie supérieure de la cuisse. Les crises atteignaient toute leur violence pendant la nuit.

Quatre ou cinq jours après, la névropathie franchit les limites des organes génitaux pour s'étendre à toute la longueur des membres inférieurs. Elle fut plus prononcée dans le gauche que dans le droit.

Voici en quoi elle consistait :

1º En un *sentiment de courbature* presque continu qui occupait les muscles des lombes, des fesses et de la partie postérieure de la cuisse gauche ;

2º En *traits douloureux*, disséminés, qui parcouraient irrégulièrement, et à des intervalles très-variables, tantôt le périnée, tantôt la région fessière et fémorale, tantôt les organes génitaux. Il y en avait qui se propageaient le long de la jambe jusqu'au pied ;

3° En *perversions multiples et variées de la sensibilité cutanée*, qui, passant de l'hyperesthésie à l'anesthésie, et réciproquement, sur les bourses, les fesses, au pli de l'aine, au périnée, causaient des sensations étranges, peut-être plus agaçantes et plus insupportables que les irradiations douloureuses.

Cet état de choses dura à peu près huit jours, pendant lesquels ce malade fut en proie aux idées les plus noires. Il avait quelques notions de médecine, et avait entendu dire que certaines paraplégies étaient précédées et accompagnées de douleurs et de sensations extraordinaires dans les membres inférieurs. Il s'imagina qu'il ne s'agissait de rien moins chez lui que d'un ramollissement syphilitique de la moelle.

Enfin, tout cet appareil névropathique, suscité par l'herpès, se calma à mesure que les érosions balano-préputiales devinrent elles-mêmes moins douloureuses. Mais elles furent longues à se cicatriser. L'adénopathie sympathique, vive et douloureuse pendant plusieurs jours, resta confinée dans les ganglions et disparut rapidement, par résolution, sans laisser aucune trace. L'affection herpétique du prépuce, avec ses deux poussées, dura en tout une vingtaine de jours. La névropathie symptomatique de l'herpès commença le quatrième jour, atteignit son maximum d'intensité vers le quinzième, et se termina à la fin de la troisième semaine.

Il y eut, pendant tout ce temps-là, des paroxysmes, des in

termittences, comme dans toutes les affections nerveuses. Les sensations douloureuses locales du prépuce présentèrent le plus de fixité et de persistance. Il en fut de même des phénomènes cutanés anesthésiques, qui se prolongèrent après la disparition des autres troubles nerveux. Je constatai plusieurs fois chez ce malade que le scrotum du côté gauche, quelques points de la peau du fourreau, la peau de la région fessière, avaient perdu une partie de leur sensibilité au contact, à la douleur et à la température.

Il me fit remarquer plus tard que l'augmentation ou la diminution de ces troubles de la sensibilité cutanée variaient beaucoup, suivant l'état de l'atmosphère ; qu'elles passaient par des alternatives de bien ou de plus mal, suivant que le temps était chaud et sec, ou froid et humide.

Du reste, il n'y avait en cela rien d'étonnant, et voici pourquoi : c'est que le malade, quelque temps après cette attaque d'herpès, éprouva des douleurs articulaires dans les doigts, tantôt au pouce, tantôt à l'index et à l'auriculaire. Ces accidents rhumatismaux furent très-légers : mais n'indiquaient-ils pas que la cause constitutionnelle de l'herpès, s'il y en avait une, était de nature arthritique ?

II

Je me suis étendu longuement sur l'analyse de tous les phénomènes nerveux qui accompagnèrent cet herpès génital, d'abord parce qu'ils me frappèrent vivement, qu'ils eurent une certaine gravité et une assez longue durée, et puis parce que le malade, qui était intelligent et observateur, rendait très-nettement compte de ses sensations.

Eh bien, en les résumant, que voyons-nous ? Une lésion bénigne, toute locale de la muqueuse préputiale, n'occupant qu'un ou deux centimètres carrés, composée de trois ou quatre érosions superficielles, qui, après être restée indolente pendant quelques jours, devient le siége de phénomènes tout à fait hors de proportion avec elle. Puis, ces phénomènes douloureux, primitivement confinés sur le prépuce, s'étendent de tous les côtés, envahissent le fourreau, le périnée, les fesses, les cuisses, les jambes, même le pied gauche, et ils sont en tout semblables, sauf l'intensité, à ceux qu'on observe dans les névralgies sciatique et crurale.

Il me semble que les rapports de causalité entre l'herpès préputial et ces accidents névropathiques des extrémités inférieures sont mis hors de doute par toutes les circonstances qu'a présentées cette singulière affection. Ne sont-ils pas survenus dans son cours, au moment où les érosions devenaient elles-mêmes le siége de douleurs névralgiformes ? Ne se sont-ils pas calmés peu à peu, à mesure que l'hyperesthésie paroxystique du prépuce diminuait ? Enfin n'ont-ils pas disparu à l'époque où s'est effectuée la cicatrisation des érosions herpétiques ? etc., etc.

Ici, l'élément nerveux a donc été suscité par l'herpès et subordonné à lui, depuis le début jusqu'à la terminaison. Sachez qu'il n'y avait à ce moment chez le malade, ni fièvre, ni courbature, ni état névropathique général, ni même aucune des manifestations rhumatismales très-légères qu'il eut plus tard. Il était en parfaite santé. Comment et pourquoi fut-il atteint de cet herpès préputial? C'est ce qu'il m'a été impossible de découvrir. Comment cet herpès, d'abord indolent, devint-il plus tard douloureux? Voilà encore ce que je ne puis vous dire.

Quant aux phénomènes d'irradiation douloureuse, qui ont atteint des proportions extraordinaires que je n'ai pas rencontrées depuis au même degré, il me semble qu'on peut raisonnablement les ranger dans la catégorie des actions réflexes. Ils ne sont pas nés spontanément, remarquez-le bien, je vous prie; ils ont été suscités par d'autres phénomènes douloureux antérieurs à eux, qu'ils n'ont fait que réfléchir en agrandissant leur image, et même en la défigurant au point de lui donner les traits originaux d'une modalité symptomatique, qui trouvait en elle-même sa raison d'être.

Mais pourquoi cet herpès, d'abord indolent, est-il devenu si étrangement douloureux, sans y être provoqué par aucune cause excitante locale ou générale? Ne dirait-on pas qu'un élément nerveux est venu s'associer à lui, sans y être poussé par quoi que ce soit, et qu'il a tout à coup changé la physionomie et modifié les allures d'une affection toute simple, qui parcourait innocemment sa carrière et ne demandait qu'à terminer ses jours en paix avec elle-même et avec l'organisme sur lequel elle s'était implantée?

III

Du moment que je fus sur la voie de l'herpès génital douloureux, je ne perdis pas et je cherchai même l'occasion de l'étudier. Mais j'en rencontrai peu ; et puis tous les sujets ne se prêtent pas à cette étude. Combien trouvez-vous de gens qui vous disent vaguement qu'ils souffrent ici ou là, à tel ou tel moment, et qui sont incapables de descendre plus avant dans l'analyse de leurs sensations ! J'ai eu cependant la chance de pouvoir recueillir, chez quatre ou cinq autres malades intelligents, qui se prêtaient à mes investigations et les secondaient par la netteté et la précision de leur récit et de leurs réponses, de nouveaux documents cliniques avec lesquels je suis en mesure de compléter l'histoire de l'herpès génital névralgique.

Le malade précédent n'en fut pas quitte, du reste, avec sa première attaque. Il en a eu d'autres depuis. Je vous l'ai dit, l'affection herpétique des organes génitaux est essentiellement sujette à récidives. Un de mes confrères et amis, M. le docteur Doyon, médecin inspecteur des eaux d'Uriage, qui a écrit sur elle une excellente monographie, l'a désignée avec raison sous le nom d'*herpès récidivant*. Chose remarquable, elle s'est toujours présentée chez mon malade avec les mêmes caractères douloureux. Aussi n'a-t-il jamais manqué de me consulter à chaque attaque. Aucune n'a été aussi forte que la première.

Continuons son histoire. J'ai pris chaque fois les notes les plus détaillées sur ce cas bizarre, et je n'aurai qu'à vous les lire.

Deux fois de suite, comme vous l'allez voir, l'herpès se produisit ailleurs qu'aux organes génitaux, mais dans leur voisinage, et il n'en fut pas moins douloureux.

Un an après sa première attaque, en août 1871, M. A... vint me consulter pour des douleurs vives qu'il éprouvait dans les lombes, du côté gauche. Il se croyait atteint d'une rachialgie rhumatismale. La veille ou l'avant-veille il avait ressenti quelques cuissons au pourtour de l'ombilic, principalement à gauche, au niveau d'un point où, un an auparavant, j'avais fait une piqûre d'épingle. Il faut vous dire que, pour le tranquilliser, lors de sa première attaque d'herpès douloureux, j'avais inoculé la sérosité purulente des érosions sur l'abdomen ; il en était résulté une petite papule rouge, qui s'était flétrie au bout de deux ou trois jours.

C'est le 14 août 1871 que les sensations morbides avaient débuté dans les lombes et à l'ombilic.

Le 16, les picotements ombilicaux devinrent plus vifs, et en même temps la lombalgie prit un caractère décidément névralgique. Au lieu de la gêne, du malaise et de la sensation de courbature qui avaient existé les deux jours précédents, il y eut, à partir de ce moment, des irradiations douloureuses très-aiguës dans la région sacrée et vers la fesse du côté gauche, jusqu'au pli ischio-fémoral. Çà et là, dans ces diverses régions, la peau présentait de larges *plaques d'hyperesthésie.*

Le 17 (quatrième jour), il se forma un disque de rougeur

diffuse à gauche de l'ombilic, et, dans la soirée, sur ce disque d'hyperémie circonscrite, qui avait 1 ou 2 centimètres de diamètre, s'élevèrent huit ou dix petites vésicules d'herpès presque imperceptibles et transparentes.

Le 18, elles devinrent purulentes. Les douleurs lombaires et ischio-fessières, qui avaient persisté jusqu'alors sous la forme paroxystique, cessèrent tout à coup pour ne plus revenir.

Quant à l'herpès ombilical, il poursuivit son cours, s'éroda, puis se guérit au bout de cinq ou six jours sans provoquer de nouvelles douleurs. Mais une adénopathie symptomatique très-douloureuse survint dans le ganglion lymphatique le plus externe du pli inguinal.

Ici, comme vous le voyez, les perturbations de la sensibilité, les douleurs irradiantes ont précédé de quatre jours l'éruption du disque herpétique, et elles ont cessé du moment que les vésicules sont devenues purulentes et se sont ouvertes. La lésion cutanée a donc été secondaire, subordonnée, dans l'enchaînement des phénomènes. Ne vous semble-t-il pas qu'elle a servi de *crise salutaire* à la douleur?

Si vous ne connaissez pas l'herpès zoster, vous pouvez vous en faire une idée d'après ce que je viens de vous décrire. Seulement, dans le zona, il y a d'ordinaire cinq, six, ou même un plus grand nombre de plaques d'herpès, disséminées sur le trajet des nerfs, dans une des moitiés du corps. L'éruption de ces plaques est aussi précédée pendant quelques jours d'irradiations douloureuses, qui peuvent s'élever à un haut degré d'intensité. Pour M. Delioux, l'herpès est la crise de la névralgie. Je ne serais pas éloigné de partager cette manière de voir. Je vous engage à lire un excellent mémoire sur le zona publié par mon savant collègue et ami M. le docteur Jules Parrot.

Ne trouvez-vous pas curieux que la plaque d'herpès se soit développée dans le point précis où, un an auparavant, avait été inoculée la sérosité purulente de l'herpès génital?

IV

En juillet 1872, mon malade eut *une seule vésicule* d'herpès, située dans la région anale, à gauche et au-dessous de la marge de l'anus. Eh bien, vous allez voir tout le désordre nerveux qui accompagna cette petite lésion.

C'est le 17 juillet, dans la matinée, que les premières cuissons locales furent ressenties. Le soir, quelques douleurs irradiantes parcoururent le membre inférieur gauche.

Le 18, les choses restèrent dans le même état que la veille.

Le 19, dans la soirée, les irradiations névralgiques devinrent extrêmement vives. C'étaient des *éclairs de douleur,* tantôt dans le périnée, tantôt dans le scrotum, tantôt dans la fesse du côté gauche. Il y eut huit ou dix crises pendant la nuit, assez fortes pour empêcher le sommeil.

Quand je vis le malade, le lendemain, je constatai sur le

bord gauche de la marge de l'anus, la petite érosion herpétique. Je l'ai dessinée dans mes notes ; elle a les dimensions d'un gros pois. On a peine à comprendre qu'une lésion aussi insignifiante ait été compliquée de tant de troubles nerveux. Laissez-moi vous les énumérer. Ils avaient acquis le 20 (4ᵉ jour) un haut degré d'intensité :

Douleurs fréquentes, lancinantes, par saccades, par éclairs, tout le long du périnée, dans les fesses, sur le scrotum. Irradiations dans le pli ischio-fémoral et dans les régions postérieure et interne de la cuisse gauche.

La peau de ces régions présentait des plaques mobiles d'*hyperesthésie* avec *chair de poule*, c'est-à-dire *avec état spasmodique* des petits muscles qui s'insèrent à la base des bulbes pilifères. *Sécrétion sudorale visqueuse* et un peu collante dans le pli fémoro-périnéal.

Douleurs anales crampoïdes. Douleurs prostato-vésicales. Douleurs dans la portion membraneuse de l'urèthre.

Le 21, les douleurs irradiantes, ainsi que les douleurs locales au niveau de la petite érosion herpétique, diminuèrent et disparurent dans la nuit.

Le 22, le malade éprouva de la *courbature musculaire* dans tout le membre inférieur droit, qui avait été respecté jusquelà. Il eut aussi un peu d'hyperesthésie cutanée sur la partie externe de la fesse du même côté et sur plusieurs points de la cuisse et de la jambe.

L'érosion herpétique était presque guérie. Le malade n'en conserva pas moins pendant trois ou quatre jours un certain

sentiment de lassitude et de courbature dans les deux membres inférieurs, et cette sorte d'hyperesthésie cutanée avec
chair de poule, qui se promena sur divers points de la peau,
non-seulement des membres inférieurs, mais même du tronc
dans tout le côté gauche.

Au bout de huit ou dix jours, tout avait disparu.

Vous voyez, messieurs, l'étroite connexion qui existe entre
l'herpès, si minime qu'il soit, et les troubles de la sensibilité.
Ici, il était réduit à une seule vésicule ; pourtant l'irradiation réflexe fut vive, variée, multiple, et s'étendit fort
loin. Reste toujours à savoir si la vésicule d'herpès était *cause*
ou *effet*. C'est ce que nous discuterons plus tard.

Depuis cette époque, M. A... a eu deux ou trois attaques
d'herpès génital. Le disque herpétique toujours placé sur la
muqueuse préputiale, tantôt à gauche, tantôt à droite, n'était
composé que de deux ou trois petites vésicules. L'éruption
était précédée, pendant deux ou trois jours, de troubles variés
de la sensibilité dans les parties génitales et dans le membre
inférieur correspondant. Averti par ces sensations que l'expé-
rience qu'il en avait lui avait appris à interpréter, M. A...
venait me trouver dès leur début. Je les ai vues quelquefois
persister pendant plus de quarante-huit heures, sans qu'il fût
possible de découvrir la moindre rougeur, la plus petite ulcération sur la muqueuse préputiale. Vers le troisième jour, la
plaque herpétique se constituait, et après l'éruption des vési-

cules, les troubles de la sensibilité diminuaient et disparaissaient.

Puis l'herpès suivait son cours, guérissait en huit ou dix jours, et provoquait invariablement une adénopathie sympathique douloureuse dans un des ganglions de l'aine correspondante.

J'ai vu plusieurs fois les douleurs irradiantes revenir avec une certaine intensité pendant le cours de l'herpès, et alors il se produisait une vive irritation dans les vésicules déjà existantes ; ou bien une nouvelle éruption d'une ou deux petites plaques herpétiques avait lieu à côté du foyer primitif.

DEUXIÈME OBSERVATION

Cinq blennorrhagies contractées à diverses époques et compli-
quées chacune de déterminations rhumatismales sur les articu-
lations, chez un malade qui, avant les blennorrhagies et
dans leurs intervalles, n'avait eu aucune manifestation arthri-
tique.

Un mois après la dernière blennorrhagie, herpès du fourreau,
suivi de douleurs lancinantes paroxystiques tout le long de
la verge, et de douleurs gravatives continues dans les deux
aines.

I

Il y a deux ans, M. B..., âgé de trente et un ans, d'une
bonne santé habituelle, n'ayant jamais eu d'autre affection
vénérienne que des blennorrhagies, ne possédant point d'arthritiques dans sa famille, vint me consulter, le 18 juin, pour
des douleurs qu'il éprouvait dans la verge et dans les aines.

Il était guéri depuis quelques jours d'une cinquième blennorrhagie, compliquée d'une affection rhumatismale très-
sévère. Les quatre blennorrhagies qui avaient précédé cette
dernière avaient aussi entraîné quelques déterminations rhumatismales : la première dans le genou et le coude droits; les
autres dans diverses articulations. Il y avait eu aggravation
des arthropathies blennorrhagiques à chaque nouvelle attaque.

Pour le moment, M. B... se portait très-bien. Son écoulement était tari depuis un mois ; il n'existait chez lui aucune lésion des bourses, des testicules ni des articulations.

Ce qui m'intéressait le plus dans son état, c'étaient les douleurs qu'il éprouvait depuis quinze jours environ. Elles consistaient en *irradiations lancinantes* qui parcouraient la verge d'avant en arrière, duraient une minute environ et cessaient pour se reproduire quelques instants après. Ces crises de douleurs étaient donc très-nombreuses dans une journée.

Il existait un autre foyer de sensation anormale ; il occupait les deux aines. Là, le malade n'avait pas des douleurs aiguës, mais plutôt un malaise pénible et de la pesanteur, quoique toutes les parties constituantes de la région inguinale fussent dans leur état naturel.

Ces douleurs, de nature névralgique, étaient survenues après un herpès du fourreau composé de cinq ou six vésicules, en partie desséchées lorsque j'examinai ce malade.

Il me raconta que les douleurs de la verge étaient augmentées par l'érection, et que, dans les fortes crises, il lui semblait qu'on lui arrachait le pénis et les bourses. *Le premier coup de douleur est très-fort*, ajoutait-il, puis il est suivi de malaise et d'une sensation de pesanteur.

La peau avait conservé sur les bourses et la verge sa sensibilité normale. Mais la moitié gauche de la couronne du gland était très-hyperesthésiée. C'est en ce point que se produisait le summum de la douleur spontanée.

II

Je rassurai M. B... au sujet de ces phénomènes douloureux qui l'inquiétaient sérieusement ; je lui annonçai leur cessation prochaine. Je pense que mon diagnostic s'est vérifié, car je ne l'ai pas revu depuis.

Dans ce cas, vous voyez, messieurs, que les douleurs névralgiques ont été *consécutives* à l'herpès du fourreau. C'est ce qui se voit fréquemment à la suite du zona. Dans notre premier cas, les phénomènes douloureux et les perversions de la sensibilité tactile et autres sensibilités de la peau, ou bien avaient précédé l'éruption, ou bien s'étaient manifestés pendant sa durée, mais avaient toujours à peu près cessé avec ou même avant la guérison des érosions.

Ainsi, comme je vous l'ai dit plusieurs fois, la névropathie douloureuse de l'herpès précède, accompagne ou suit l'éruption des vésicules.

La nature constitutionnelle de l'herpès me paraît devoir être rattachée chez M. B... à l'arthritisme. Il fallait que son organisme fût fortement imprégné de cette prédisposition, puisque chacune des cinq blennorrhagies qu'il avait eues avait suscité des arthropathies sérieuses. Je puis donc vous donner ce cas comme un exemple de névralgie de la verge consécutive à un herpès du fourreau de nature arthritique.

Il y a bien des points sur lesquels j'aurais désiré recueillir des renseignements ; mais n'ayant vu qu'une fois le malade, je me suis trouvé dans l'impossibilité de le faire. Telle qu'elle est, cette observation est instructive et occupe bien sa place dans l'affection que je vous décris.

En voici une autre plus complexe et tout à fait caractéristique. J'ai pu étudier le malade à loisir, comme le premier, et me rendre compte de tous les phénomènes de son herpès douloureux.

TROISIÈME OBSERVATION

Irradiations douloureuses paroxystiques dans la verge et le périnée pendant quarante-huit heures, suivies, au bout de ce temps-là, d'une plaque d'herpès sur le limbe du prépuce. — Diminution des douleurs après cette première poussée herpétique.

Au bout de vingt-quatre ou quarante-huit heures, retour des douleurs névralgiques : elles irradient dans les deux membres inférieurs, surtout dans le gauche. Deux ordres de douleurs : douleurs fulgurantes, disséminées, en zigzag, puis douleurs à direction fixe et à courants ascendants et descendants. — Hyperesthésie cutanée, par plaques mobiles, avec toutes ses variétés.

Ces douleurs sont suivies d'une deuxième poussée herpétique, plus accusée sur la moitié gauche du limbe que sur la moitié droite. — Érosion herpétique sur la lèvre gauche du méat.

Douleurs locales aiguës et hyperesthésie sur le prépuce et le gland.

Hyperesthésie de la muqueuse uréthrale.— Miction douloureuse et pénible, sans écoulement uréthral. — Phénomènes spasmodiques du col et de la portion membraneuse du canal, etc.

Conflit et échange d'action et de réaction pendant quatre jours entre la poussée herpétique et la névropathie irradiante.

A partir du septième jour, persistance de quelques troubles de la sensibilité. — Obtusion des sensibilités cutanées sur la peau des bourses ou du périnée. — Perversion des sensations tactiles. — Hallucination de la sensibilité tactile faisant croire à la présence permanente d'un paquet de linge entre les fesses, etc., etc.

M. C..., âgé de vingt-huit ans, blond, d'un tempérament sanguin, vigoureusement constitué, est exempt de toute affection constitutionnelle autre que la syphilis, qu'il avait contractée en 1873. Je lui donnai des soins pendant longtemps : les accidents cutanés et muqueux furent légers. Il prit, à divers intervalles de temps, du mercure et de l'iodure de potassium, pendant près de deux ans.

En 1874, il avait contracté une blennorrhagie légère, qui guérit rapidement et sans complications.

Il était en parfaite santé et n'avait eu depuis longtemps aucune manifestation syphilitique, lorsque le 10 du mois de juin 1875, il fut pris, sans cause appréciable, d'élancements douloureux dans la verge. Ces élancements partaient du gland et aboutissaient aux bourses en parcourant tout le canal, puis des bourses ils remontaient vers le gland. Le malade crut qu'il allait avoir une nouvelle blennorrhagie. Le dernier coït avait eu lieu huit jours auparavant. Il s'examinait avec la plus grande attention, croyant toujours voir apparaître une goutte blanche au méat. Mais il n'en fut rien. Pendant deux jours, ces irradiations lancinantes et paroxystiques comme les dou-

leurs névralgiques persistèrent sans qu'il survînt aucun changement matériel appréciable dans les parties malades.

Quarante-huit heures après l'invasion de cette attaque de
douleurs génitales, il se produisit de la rougeur, du gonflement
et une vive sensibilité sur le limbe du prépuce. C'était le
12 juin; M. C... vint me consulter. Je constatai que le limbe
était rétréci par la tuméfaction inflammatoire et que le gland
ne pouvait être qu'incomplétement découvert.

En explorant les choses de plus près, j'aperçus trois ou
quatre petites vésicules transparentes ou opalines qui se déta-
chaient, comme de petits grains de semoule, sur le fond rouge
du limbe préputial.

Les douleurs lancinantes de la verge et des bourses s'étaient
un peu calmées. Mais au bout d'un ou deux jours elles repri-
rent avec plus d'intensité ; et, franchissant les limites des organes génitaux externes, elles irradièrent du côté du périnée
jusqu'à l'anus, puis vers l'ischion et les cuisses.

Le membre inférieur droit fut le premier et le seul envahi,
pendant un jour ; ensuite le gauche fut également pris, et
même plus que l'autre, puisque les irradiations parcouraient
non-seulement la cuisse, mais aussi la jambe et descendaient
jusqu'au pied.

Ces douleurs étaient essentiellement *paroxystiques*, *fulgurantes*, *brisées* çà et là dans leur continuité, en *zigzag*, sans
direction fixe, *continue*, *persistante*. Elles se reproduisaient
toutes les deux ou trois minutes. Elles durèrent sous cette
forme pendant un jour et une nuit, tellement vives et aga-

çantes qu'elles empêchèrent tout sommeil, au plus fort de la
crise.

Mais le phénomène le plus curieux, ce fut l'*hyperesthésie*
qui se manifesta vers le 13, non-seulement sur tout le prépuce,
mais au loin du foyer morbide, sur divers points des extrémités inférieures. Elle était telle que le contact du drap devenait
parfois intolérable, comme si la peau eût été écorchée.

Tous ces troubles nerveux présentèrent une grande intensité. Ils étaient accompagnés d'une courbature, d'une fatigue
musculaires qui rendaient la marche pénible et même douloureuse. Ils ne diminuèrent que du 15 au 16 (sixième jour de
l'affection). Les douleurs en zigzag devinrent *régulièrement
ascendantes et descendantes* tout le long des deux membres inférieurs, à mesure qu'elles décroissaient.

M. C... était fort instruit et avait quelques connaissances de
physiologie et de médecine; il vivait dans un monde de savants et de médecins. Il étudia minutieusement, et dans toutes
ses modifications cette singulière névropathie, en ayant soin
de consigner ce qu'il éprouvait les jours où il ne venait pas
me consulter.

Le 16 juin, les érosions qui avaient succédé aux vésicules
étaient distribuées sur tout le pourtour du limbe, sur le filet,
sur la partie antérieure de la muqueuse préputiale. Elles
étaient beaucoup plus nombreuses que le 12; il s'était donc fait,
depuis ce jour-là, plusieurs éruptions successives.

Je découvris une large érosion d'un rouge très-vif sur la

lèvre gauche du méat. Toutes les douleurs locales ou éloignées, ainsi que l'hyperesthésie cutanée avaient beaucoup diminué. Je ne constatai aucune altération bien notable des diverses sensibilités de la peau. (Cautérisation légère au crayon de nitrate d'argent.)

Je laisse maintenant parler M. C... Voici ses notes :

« 19 juin. Pris un bain. Difficulté d'uriner, difficulté de découvrir le gland. Le matin, plaies légèrement sanguinolentes. Douleurs lancinantes au-dessus du genou gauche, mais fort peu prononcées et à d'assez longs intervalles. Marché un peu à pied ; promené en voiture. Aucun pansement.

18. Même situation.

19. Même situation. La douleur n'a plus le même siége ; elle existe sous la cuisse gauche, en se rapprochant de l'anus. Pris un bain. Toujours difficulté d'uriner.

20. *Idem.*

21. *Idem.*

22. Douleur, espèce de cuisson dans les cuisses. Le frottement seul du pantalon cause cette douleur. Difficulté d'uriner.

23. *Idem.* »

A partir du 23, les douleurs disparurent à peu près complétement. Mais certaines troubles de la sensibilité persistèrent.

II

Je revis M. C... Le 30 juin (vingtième jour de l'affection), il existait toujours sur la lèvre gauche du méat et sur le pourtour du prépuce , du même côté, quelques exulcérations herpéti·ques. L'inflammation périphérique était peu prononcée. Balano-posthite et phimosis légers.

Mon malade ne souffrait plus ; les douleurs irradiantes n'étaient pas revenues ; mais des sensations bizarres persistaient encore. Ainsi, au fondement, il semblait qu'il *avait quelque chose comme un gros tampon de linge interposé entre les fesses*. J'examinai cette région, et je n'y trouvai rien d'anormal : pas d'hémorrhoïdes.

Il existait une *douleur vive en urinant*, bien qu'il n'y eût pas trace de blennorrhagie. Il y avait aussi un peu de *dysurie*.

En explorant les diverses sensibilités de la peau, je trouvai qu'elles étaient toutes un peu obtuses, surtout celle du contact, dans la région scrotale, là où l'hyperesthésie avait été très-vive.

Quant à la douleur locale, elle persistait, et même l'hype-resthésie du limbe s'exaspérait quelquefois au point que le seul frottement de la chemise empêchait, ou, du moins, gênait la marche.

Je cautérisai très-énergiquement les érosions pour y détruire l'inflammation herpétique au moyen d'une inflammation arti-

ficielle substitutive. Je pense que ce moyen réussit. M. C...,
qui avait d'abord été très-effrayé par toutes ces douleurs et
ces troubles de la sensibilité, s'était rassuré en voyant qu'il
n'avait pas de blennorrhagie, et que tout cet appareil névropathique, qu'il était tenté d'attribuer d'abord à une affection
de la moelle épinière, se rattachait directement à l'affection
herpétique du limbe et du méat. A la date du 30, il était à peu
près guéri et se considérait comme tel. Je ne l'ai pas revu depuis cette époque.

Avant de commenter cette intéressante observation, je ferai
remarquer que les douleurs pendant la miction qu'accusait
M. C... étaient, autant que j'ai pu m'en assurer en lui faisant
analyser ses sensations, à la fois uréthrales et préputiales. Elles
semblaient tenir à une sensibilité exaltée de toute la muqueuse
uréthrale, à une hyperesthésie du canal mise en jeu par le
contact de l'urine; mais elles étaient principalement exaspérées
lorsque le liquide projetait son courant sur les érosions du
méat et du limbe.

Quant à la difficulté d'uriner, elle avait son siége au niveau
du col. Nul doute qu'elle ne fût produite par un léger *spasme
musculaire* de l'organe et de la portion membraneuse du canal.
J'ai observé le fait dans plusieurs attaques d'herpès. Après
l'avoir étudié avec la plus grande attention chez des personnes
qui n'avaient aucun état morbide du canal, et qui, du jour au
lendemain, pendant les crises douloureuses de l'herpès, éprou-
vaient du malaise dans la vessie, du côté de la prostate et à
l'anus, avec des envies fréquentes d'uriner et une sorte de

titillation paroxystique dans la profondeur du périnée, etc.,
j'ai pensé qu'il ne pouvait pas recevoir une autre interprétation.

III

Le récit d'un pareil cas, ne vous édifie-t-il pas sur les circonstances les plus caractéristiques de cette étrange affection ?
N'ai-je pas eu raison, messieurs, de vous la décrire sous le
nom d'*herpès névralgique* ?

Les phénomènes de *névralgie*, ou, si vous aimez mieux, en
terme plus général, plus compréhensif, les phénomènes de *névropathie* ont précédé, accompagné et suivi l'éruption. Il y a
eu, dans leur processus, plusieurs phases qu'il est important
d'étudier.

La première, qui a duré deux jours, a été prodromique et
préparatoire. Les crises de douleurs qui la constituaient étaient
circonscrites dans le département des organes génitaux. Elles
ont trouvé leur solution, sinon complète, du moins partielle,
dans la première poussée herpétique qui s'est effectuée sur le
limbe.

Mais, du 12 au 16, c'est-à-dire pendant quatre jours, elles
ont repris de plus belle, et il s'est effectué une deuxième
poussée de vésicules, rapidement converties en érosions, sur le
limbe, sur le prépuce et sur le méat.

Cette deuxième poussée était beaucoup plus vive, beaucoup
plus confluente que la première. Elle occupait tout le pour-

tour du limbe, mais elle était plus prononcée à gauche qu'à droite. C'est même sur la lèvre gauche du méat que s'est faite l'érosion la plus large et la plus inflammatoire.

Eh bien, messieurs, remarquez quelle concordance entre la lésion et les symptômes, ou, pour parler plus exactement, entre les troubles fonctionnels et la lésion ! Une grande perturbation de la sensibilité, après l'accalmie consécutive à la première poussée, se produit non-seulement dans les organes génitaux, mais encore dans une grande étendue des extrémités inférieures.

Qu'arrive-t-il alors? C'est que l'herpès redouble. Or cet herpès est bilatéral lui-même, comme les douleurs. Mais, bientôt les douleurs deviennent prédominantes dans le membre inférieur gauche, les irradiations se projettent jusque dans le pied, etc. Aussitôt la lèvre gauche du méat se couvre d'une érosion herpétique, et vésicules et érosions s'accumulent sur le côté gauche du limbe.

Étroite solidarité ! concordance parfaite de topographie et d'intensité ! Que faudrait-il encore pour faire pénétrer la conviction dans vos esprits, si elle n'y était déjà? Vous le voyez : *deux orages névropathiques, deux poussées d'herpès.*

Mais ces poussées d'herpès, excessivement vives, surtout la seconde, et comme processus et comme hyperesthésie locale, n'ont pas joué ce rôle d'apaisement subit de pacification instantanée et définitive, qui semble leur être dévolu dans quelques cas légers, comme je vous en donnerai plus tard des exemples. Ici, les phénomènes des deux attaques ont été pour ainsi dire subintrants. Ils se sont enchevêtrés de telle façon que des séries d'actions et de réactions ont été échangées, avec une incroyable vélocité pendant quatre jours, entre les lésions herpétiques et les troubles névropathiques. C'étaient des *dé-charges nerveuses* et des *poussées de vésicules* s'entre-choquant dans une mêlée tumultueuse qui ne s'est apaisée que le 16.

A partir de cette date, les deux éléments se sont, après leur accalmie réciproque, dégagés d'une confusion qui a caractérisé la période d'état. Puis graduellement, et avec lenteur, s'est effectuée la guérison. Au bout de vingt jours, les érosions n'étaient pas encore cicatrisées, mais elles avaient perdu cette incandescence, cette acrimonie brûlante de leurs premiers jours.

Quant à la névropathie, elle en était réduite à des perversions virtuelles de la sensibilité cutanée sur quelques districts voisins des organes génitaux, comme l'anus. C'est à cette perversion virtuelle, à cette véritable *hallucination de la sensibilité cutanée* que je rapporte la *sensation du paquet de linge entre les cuisses*. En ces points, la peau cependant percevait nettement les sensations du tact, de la douleur et de la température.

Le mode phénoménal a été très-complexe et fort étendu. On peut le résumer de la façon suivante ;

A. 1° Douleurs dispersées, fulgurantes, en zigzag.

2° Douleurs irradiantes, à direction fixe, à grand courant ascendant et descendant.

B. 3° Hyperesthésie portée à un très-haut degré, spontanée et exaspérée par le contact.

4° Obtusion des sensibilités cutanées sur quelques points.

5° Perversion de la sensibilité cutanée consistant en sensations virtuelles ou hallucination de contact.

C. 6° Courbature, brisement douloureux des muscles dans les extrémités inférieures.

D. 7° Douleurs locales propres à l'herpès portées à leur summum, avec toutes leurs variétés réunies d'ustion, d'urtication, de traits de feu, d'âcreté mordicante, de formication, etc.

E. 8° Hyperesthésie de la muqueuse uréthrale, et léger état spasmodique du col.

Quand on met cette nomenclature des désordres nerveux en regard de leurs effets ou de leurs causes, c'est-à-dire de l'éruption herpétique du prépuce ou du gland ; quand on songe à la bénignité de leur pronostic, qui ne se dément jamais, malgré l'apparente sévérité et la diffusion des phénomènes morbides, n'est-on pas tenté de donner à ce drame pathologique en miniature le titre d'une des comédies de Shakespeare : *Much ado about nothing* : *Beaucoup de bruit pour rien ?*

On pourrait dire avec autant de raison, comme vous l'allez voir, que, dans l'observation suivante, il y a eu aussi *beaucoup de bruit pour rien.*

QUATRIÈME OBSERVATION

Érosion herpétique survenue sur la muqueuse préputiale sept jours après un coït suspect, et précédée, pendant quarante-huit heures, de démangeaisons et de cuissons locales.

Au quatrième jour de l'érosion, fourmillements vagues dans le membre inférieur droit. — Puis formication et troubles paroxystiques de la sensibilité cutanée : chair de poule, hyperesthésie des bulbes pilifères, sensations anormales de refroidissement et diminution de la sensibilité tactile sur la peau de la cuisse et de la fesse du côté droit.

Au neuvième jour de l'affection, éruption de deux plaques herpétiques sur les deux côtés de l'érosion. Celle du côté droit était beaucoup plus considérable que celle du côté gauche.

Au seizième jour de l'affection, les érosions herpétiques se cicatrisent. Persistance des troubles de la sensibilité cutanée. Prédominance de l'anesthésie. Insensibilité au contact et à la pression sur la peau des fesses et de la région ano-périnéale. Hémianesthésie droite dans ces régions, rendue frappante, dans l'acte de la défécation, par l'impossibilité de sentir, sur le siége, le contact de la moitié droite de la lunette, puis les frottements réitérés du papier détersif.

I

M. D..., âgé de trente-cinq à quarante ans, d'une bonne santé habituelle, n'étant sujet à aucune manifestation diathésique, eut commerce, le 16 septembre 1875, avec une personne suspecte, rencontrée dans un wagon de chemin de fer. Il était marié, père de famille, et dans une situation telle qu'une pareille imprudence, si elle avait été suivie d'une maladie vénérienne quelconque, aurait été pour lui un vrai malheur, et eût entraîné à tous égards les conséquences les plus fâcheuses. Aussi était-il en proie à des craintes vagues, qui redoublèrent en se précisant, lorsque, quatre ou cinq jours après le coït, il éprouva quelques démangeaisons dans la verge. Ces démangeaisons, accompagnées d'un sentiment de douleur âcre et mordicante, durèrent un jour ou deux. M. D... inspectait avec soin les organes qui en étaient le siége, sans y découvrir rien d'anormal, et commençait à se rassurer.

Mais quel ne fut pas son effroi, lorsque, le 22, il constata l'existence d'une érosion assez large à l'endroit précis où siégeaient les douleurs depuis deux ou trois jours !

Le lendemain, dans un état d'anxiété facile à comprendre, il vint consulter son médecin ordinaire, qui est un fort habile observateur, mon ami et mon collègue dans les hôpitaux.

Voici quel était l'état du malade à ce moment-là (septième jour après le coït suspect) : il existait sur la face dorsale de la verge, à la surface interne du prépuce et en arrière du gland, une exulcération à circonférence irrégulière, d'un diamètre de 5 à 6 millimètres. Pas d'induration ; rien dans les ganglions inguinaux. Les démangeaisons et les picotements avaient diminué, mais persistaient encore. On conseilla des bains locaux et des applications amidonnées. Le pronostic sembla devoir être réservé, bien qu'il y eût de fortes raisons de penser à une simple ulcération de nature herpétique.

Le 27 septembre (onzième jour après le coït, quatrième de l'affection), M. D... revint voir son médecin. Les choses n'avaient point changé d'aspect. Il y avait toujours des démangeaisons locales. Mais, déjà, quelques fourmillements vagues commençaient à se faire sentir dans le membre inférieur droit.

Mon collègue gardait toujours la réserve au point de vue du diagnostic et du pronostic. Voyant que l'état d'inquiétude de son client prenait chaque jour de plus grandes proportions, il me le conduisit le même jour.

Me fondant sur les cas que j'avais observés antérieurement, et dont je vous ai fait le récit, rassuré par l'aspect de la plaie, par l'époque à laquelle s'était montrée cette érosion, époque trop longue pour l'incubation d'un chancre simple, trop courte pour l'incubation d'un chancre infectant, je portai un pronostic favorable; et, tout en faisant quelques restrictions, je m'efforçai de persuader au malade qu'il en serait probablement quitte pour la peur. J'insistai fortement sur la probabilité d'une manifestation herpétique, et j'appelai spécialement l'attention de M. D... et de mon collègue sur les phénomènes douloureux locaux précurseurs de l'érosion, et principalement sur les fourmillements éprouvés depuis le matin ou la veille dans le membre inférieur droit. J'avais le pressentiment qu'une attaque de névropathie et que quelques nouvelles poussées herpétiques se préparaient et ne tarderaient pas à éclater. Je priai M. D... de s'observer avec le plus grand soin, et je chargeai mon ami, qui le voyait tous les jours, de noter exactement ce qui allait se passer.

II

Or, messieurs, voici ce qui eut lieu. Je ne saurais vous en donner une meilleure idée qu'en vous lisant l'observation rédigée d'après les notes que mon collègue a bien voulu prendre sur ma demande.

28-29 septembre (douzième jour du coït, cinquième et sixième de l'affection). M. D... éprouvait dans tout le membre inférieur droit, depuis et y compris la fesse, des picotements, des élancements, un sentiment de formication et plusieurs autres troubles de la sensibilité multiples et très-variés, mobiles, fugaces, paroxystiques, etc., qu'il avait une certaine difficulté à bien définir. Parfois tous les bulbes pileux devenaient douloureux ; il avait la *chair de poule*. Il lui semblait alors que les *poils se redressaient et se raidissaient*. D'autres fois, il croyait qu'on exerçait une forte traction sur une partie de ces poils et qu'on cherchait à les arracher. Parfois aussi il éprouvait sur des étendues variables de la surface cutanée une *sensation nette de refroidissement*. Sur quelques points, la perception produite par le contact des objets extérieurs paraissait émoussée. L'ulcération de la verge était à peu près stationnaire.

Le 2 octobre (neuvième jour de l'affection), on constata

qu'une plaque d'herpès constituée par un groupe de sept ou huit vésicules avait poussé sur la muqueuse préputiale à 2 ou 3 millimètres de l'ulcération primitive et sur son côté droit. Sur son côté gauche, on découvrit aussi un deuxième groupe, mais plus petit. Ces vésicules s'étaient formées la veille ou l'avant-veille. Démangeaisons vives sur tous ces points. Persistance des mêmes phénomènes cutanés sur le membre inférieur droit. L'érosion centrale, flanquée maintenant de ses deux *plaques satellites,* commençait à se cicatriser.

Le 7 octobre (seizième jour de l'affection), les deux groupes secondaires de l'herpès étaient presque complétement desséchés et recouverts de petites croûtes assez épaisses. L'ulcération primitive était aux trois quarts cicatrisée.

Tous les phénomènes relatifs aux troubles de la sensibilité tégumentaire dans le membre inférieur droit, depuis la jambe jusqu'à la région fessière, avaient encore été ressentis, observés et notés par M. D.... Ce qui le frappait et l'inquiétait le plus, c'était l'insensibilité, au contact de la main ou de tout autre corps, qui existait sur la peau de la fesse et sur celle de la cuisse, en divers points.

L'anesthésie était portée à un tel degré que M. D..., en s'asseyant sur le siége pour aller à la garde-robe, ne percevait le contact et la pression des bords de la lunette que du côté gauche. *Sur la fesse droite, ce contact et cette pression ne produisaient aucune sensation. Aussi lui semblait-il que la demi-circonférence droite de la lunette n'existait pas.*

Cette hémianesthésie droite, si remarquable, occupait non-seulement la face externe de la fesse droite, mais aussi sa face interne, la peau du périnée et la moitié droite de la région anale. Vous allez en juger par la circonstance suivante : lorsque, après la défécation, M. D.., se livrait aux soins de propreté habituels, *il ne percevait qu'à gauche, et pas du tout à droite, le contact et les frottements réitérés, dans leur va-et-vient du coccyx à la racine des bourses, du papier détersif.*

Les ganglions de la région inguinale droite ou gauche restèrent constamment dans leur état normal.

Le 15 octobre (vingt-quatrième jour de l'affection), l'érosion centrale et les groupes herpétiques satellites étaient complétement cicatrisés, et les troubles de la sensibilité cutanée avaient notablement perdu de leur intensité. Le 25 octobre, tout avait disparu.

Je m'étais absenté de Paris pendant le mois d'octobre, et, à mon retour, mon collègue et ami me conduisit M. D..., qui était maintenant tout à fait rassuré. Je ne constatai qu'une trace presque imperceptible de la cicatrice ayant succédé à l'érosion centrale. Tout phénomène nerveux tégumentaire avait cessé.

III

Dans le cas précédent, comme dans les observations I et III, l'éruption herpétique s'est effectuée en deux temps. La première poussée éruptive, précédée de quelques troubles de la sensibilité, sur le point même de la muqueuse préputiale où elle devait avoir lieu, n'a abouti qu'à une large érosion. Puis l'irritation nerveuse, après une courte accalmie, s'est exaspérée, comme si la solution critique, par l'intermédiaire d'une érosion unique, était insuffisante. Non-seulement ces manifestations variées sont devenues plus accentuées, plus vives, mais encore elles se sont étendues. Il semblait que les organes génitaux étaient un théâtre trop étroit pour elles, et qu'elles n'y pouvaient acquérir toute la plénitude de leur développement. Aussi ont-elles débordé sur la cuisse du même côté et dans la région ano-périnéale.

Et puis, messieurs, qu'est-il arrivé? Ce que vous avez vu déjà, et ce que j'avais prévu et annoncé au malade et à mon collègue. Il est arrivé que l'irritation nerveuse, portée à son plus haut degré de tension, s'est déchargée de nouveau sur la muqueuse préputiale, au voisinage de la première érosion, où elle a produit deux nouvelles plaques secondaires de vésicules herpétiques, l'une à gauche, l'autre à droite.

De ces deux plaques herpétiques, satellites de la première, celle de droite était la plus considérable, comme on pouvait s'y attendre, à cause de la prédominance et même de la localisation, presque exclusive sur ce côté, des phénomènes névropathiques.

Ne dirait-on pas que cette deuxième éruption herpétique a été comme une *soupape* par laquelle s'est échappé le *trop plein* de l'irritation morbide qui s'était accumulé peu à peu dans les nerfs depuis le début de l'affection? Cette fois, la soupape

était assez large, paraît-il, et la *crise herpétique* a été complète
et définitive.

Parmi les phénomènes de ces sortes de névropathies, les
troubles de la sensibilité cutanée occupent une grande place.
Dans le cas actuel, ils étaient très-prononcés, et ils se sont
formulés d'une façon assez singulière par *l'hémianesthésie de
la fesse droite et de la région ano-périnéale.* Cette hémianesthésie n'a pas persisté. Au bout de vingt-cinq ou trente jours,
l'affection herpétique du prépuce avec tout son cortége de phénomènes nerveux était entièrement guérie (1).

Ainsi s'est terminé, messieurs, ce petit drame herpético-ner-
veux, bourré de péripéties pathologiques et de toutes les émotions poignantes que font naître la crainte, le remords, le dé-
sespoir... Heureusement que l'infidélité conjugale dont il était
la conséquence n'a pas eu de dénoûment tragique ; et c'est le
cas de dire ici, en empruntant encore à Shakespeare le titre
d'une de ses comédies : *All's well that ends well : Tout est bien
qui finit bien.*

Nota. — Cette leçon avait été faite depuis longtemps et
était en voie de publication dans la *Gazette des Hôpitaux,*
lorsque un de nos médecins de province les plus distingués,
M. le docteur Champagnat, médecin en chef de l'hôpital civil
de Vichy, eut l'obligeance de m'envoyer, le 24 février, une

---

(1) Par un sentiment de discrétion louable, mais peut-être exagéré, à l'égard
de son client, mon honorable collègue et excellent ami désire, à mon grand
regret, que je ne le nomme pas.

observation d'herpès névralgique extrêmement intéressante et très-complète.

Les symptômes de cet herpès, comme on pourra en juger, sont tout à fait semblables à ceux que j'ai décrits ; il n'en manque qu'un, l'*anesthésie* qui succède habituellement à l'*hyperesthésie*.

Mais c'est principalement sur la cause constitutionnelle de l'affection que j'appelle l'attention du lecteur. Aucun de mes faits n'est aussi manifestement d'origine arthritique que celui-ci. J'avais pourtant affirmé dans ma seconde leçon que l'arthritisme est la grande cause générale de l'herpès génital névralgique. Je suis heureux de voir que ce cas justifie pleinement ma manière de voir. Le voici textuellement :

Herpès préputial névralgique de nature arthritique.

« M. X..., environ quarante ans, tempérament nervoso-sanguin, dyspeptique, gastralgique et entéralgique depuis son enfance, est atteint depuis plusieurs années d'herpès du prépuce.

L'éruption se produit à des intervalles de temps très-variables et généralement par séries pendant une même année. Toutes les atteintes de l'herpès névralgique ont lieu avec les mêmes symptômes, et au même point du prépuce (face latérale droite) qui, dans la largeur d'une pièce de 20 centimes conserve, en dehors des accès, un aspect mameloné avec un peu de décoloration de la peau.

L'apparition de l'herpès est précédée par les phénomènes

4

névralgiques suivants : tout d'abord : *hyperesthésie presque agréable de toute la partie latérale droite des organes génitaux, de la hanche, de la région ischiatique et de la face antérieure de la cuisse.*

Bientôt, le frottement des vêtements devient douloureux ; la pression du corps sur la région ischiatique droite rend, particulièrement en voiture, la *station assise très-douloureuse ; sensation de feu à la région ano-périnéale* ; *érections douloureuses ; névralgie uréthrale* des plus vives (sans écoulement), que le coït répété ne fait qu'augmenter ; puis vers le quatrième et le cinquième jour, démangeaisons du prépuce et apparition de l'herpès ; diminution lente de la névralgie.

M. X... est atteint parfois de douleurs du genou droit et du poignet gauche, de torticolis, d'hyperesthésies diverses, rend un peu de sable rouge ; pityriasis.

La sœur de M. X... est dyspeptique, névrosique ; névralgies faciales, intercostales, hyperesthésie de la moitié gauche du corps.

Il y a deux ans, première apparition d'un *zona du thorax,* côté gauche ; le zona a récidivé cette année et encore à gauche.

Le père de M. X... est dyspeptique, entéralgique, rhumatisant, et, comme ses enfants, subit l'influence de toutes les variations de température ; a eu une attaque de coliques néphrétiques sans sable ni graviers. — Point d'herpès. »

DEUXIÈME LEÇON (1).

INTRODUCTION

Messieurs,

Je vous ai exposé dans ma dernière leçon les principaux cas d'herpès névralgique que j'ai rencontrés et qu'il m'a été permis d'étudier.

Au risque de fatiguer votre attention, je les ai commentés longuement et analysés avec une minutie qui vous a paru peut-être excessive.

Mais je suis convaincu que l'observation, pour donner des résultats sérieux et probants, doit porter non-seulement sur les groupes des phénomènes, mais sur chaque phénomène pris isolément, et même sur les infiniment petites circonstances qui se rattachent à toute modalité symptomatique. Il faut en médecine, comme en physiologie, pousser le *déterminisme phénoménal* aussi loin que possible. L'excès n'est pas à craindre en pareil cas, croyez le bien. On ne fait pas toujours

(1) Faite le 15 janvier 1876.

de la science amusante en procédant ainsi, mais on la fait solide et durable, ou du moins on amasse des matériaux qui ont une valeur par eux-mêmes, indépendamment de toute idée systématique ou préconçue, et qui trouveront leur place, tôt ou tard, à supposer qu'il soit impossible de les utiliser immédiatement.

Les déterminations physico-chimiques, les déterminations histologiques, les déterminations cliniques, expérimentales et hygiéniques, tels sont les trois grands modes d'investigation avec lesquels on fondera la science biologique. La médecine qui n'est qu'une de ces branches doit employer les mêmes méthodes. Notre principal instrument d'étude à nous, cliniciens, c'est le déterminisme des phénomènes pathologiques. Servons-nous en avec la même rigueur et la même précision, s'il est possible, que les anatomo-pathologistes de leur microscope, et les chimistes de leurs réactifs.

Parmi les nombreuses questions dont l'étude, poursuivie à plusieurs points de vue et par divers observateurs, a vivement excité la curiosité scientifique dans ces quinze ou vingt dernières années, il faut certainement compter l'*Herpes*, en général, et particulièrement quelques-unes de ses variétés, l'*Herpes zoster*, par exemple.

Ce n'est pas ici le lieu d'entrer dans des développements historiques que vous trouverez partout. Qu'il me suffise de vous dire qu'on n'envisage plus aujourd'hui certains herpès et le zoster, comme de simples affections cutanées ayant par elles-mêmes leur raison d'être, ou bien provoquées par des causes accidentelles, banales, et des influences constitutionnelles plus ou moins vagues. On est allé plus loin. On a déterminé d'une manière plus nette les conditions de leur existence ; et, sans nier absolument celles qui étaient connues, on en a trouvé de nouvelles qui par la précison de leur mode pathogénique ont éclipsé les premières.

Ces conditions étiologiques nouvelles, ce sont des altéra- tions matérielles qui siégent sur les centres nerveux, sur les ganglions ou sur les nerfs. Ainsi il est démontré de la façon la plus évidente, et par l'observation médicale et par les con- séquences de certains traumatismes intéressant les nerfs ou les centres d'innervation, que l'herpès et surtout le zoster, appar- tiennent à un ensemble de troubles nutritifs qui se développent à la suite de lésions spontanées ou accidentelles de divers départements du système nerveux. L'éruption vésiculeuse n'est donc plus qu'un phénomène consécutif. Elle traduit un certain état morbide de la nutrition cutanée provenant du trouble qu'entraînent, dans l'innervation trophique, les processus irri- tatifs qui attaquent les ganglions spinaux ou le ganglion de Gasser, etc.

Ce n'est pas la seule lésion de la peau qui se rattache à la même cause.

A côté, et au-dessous d'elle comme fréquence, je vous citerai :

1° L'érythème symptomatique de la névrite, signalé pour la

première fois par Paget, et décrit depuis par MM. Mitchell Morehouse et Keen, dans leur livre si intéressant sur les *Plaies par les armes à feu*. Cet erythème qui a pour caractère de donner à la peau un aspect d'engelure lisse et brillant a été désigné sous le nom de *glossy skin*.

2° Les épaississements épidermiques, accompagnés d'exfoliation et assez semblables au psoriasis; l'hypertrophie par bandes longitudinales et la déformation latérale des ongles; les plaques brunes de pigmentation; la suppression, l'abondance et l'acidité des sueurs locales; l'hypertrophie, la décoloration, la chute, la croissance exagérée des poils, se rattachant à un excès de vitalité ou à l'inertie atrophique des bulbes pileux.

3° Des empâtements sous-cutanés ou sous-aponévrotiques à forme subinflammatoire ou à forme franchement phlegmoneuse, aboutissant à la suppuration, etc., etc.

J'aurais encore à vous signaler les arthropathies, les troubles nutritifs musculaires, les troubles de l'appareil urinaire, les eschares aiguës, symptomatiques de certains processus irritatifs qui se développent sur les centres, sur les ganglions ou sur les cordons nerveux, etc...

Mais j'en ai dit assez sur ce sujet et peut-être trouverez-vous que ces préliminaires sont un peu longs et trop solennels pour une affection aussi bénigne que l'herpès douloureux des organes génitaux. J'espère toutefois qu'ils seront pour vous de quelque utilité. Et puis, si j'insiste avec complaisance sur ces travaux, c'est que la plupart sont d'origine française et que je trouve ici une occasion dont je profite, de leur rendre l'hommage qu'ils méritent. Presque tous ont été faits sous la direction de M. le professeur Charcot et inspirés par lui. Je vous prie, dans votre intérêt, de lire et de méditer les remarquables leçons de ce profond pathologiste sur les troubles trophiques consécutifs aux maladies du cerveau et de la moelle épinière (1).

Dans ma première leçon sur l'herpès névralgique des organes génitaux, je me suis borné à décrire et à analyser les symptômes de l'affection. Maintenant il me reste à rapprocher ces éléments épars, à les grouper suivant leur ordre d'évolution et leurs affinités, à en rechercher les causes, à en déterminer la pathogénie, etc., en un mot, à en faire l'histoire *synthétique*. Je vais commencer par l'étude des conditions étiologiques.

(1) Leçons sur les *Maladies du système nerveux* faites à la Salpêtrière, par J.-M. Charcot, recueillies et publiées par M. Bourneville (Adrien Delahaye, 1875). — Voyez aussi les travaux des élèves de M. Charçot: l'excellente thèse de Moujeot sur les *Troubles de la nutrition consécutifs aux affections des nerfs* (1867); la thèse de M. Couyba, sur les *Troubles trophiques consécutifs aux lésions traumatiques de la moelle et des nerfs* (1871); une très-bonne thèse du docteur Hybord sur le *Zona ophthalmique et les lésions oculaires qui s'y rattachent*, etc., etc.

SECTION PREMIÈRE.

CONDITIONS ÉTIOLOGIQUES CONSTITUTIONNELLES ET LOCALES
DE L'HERPÈS NÉVRALGIQUE DES ORGANES GÉNITAUX.

I

L'arthritisme occupe le premier rang parmi les causes constitutionnelles de l'herpès génital névralgique. — Herpétisme. — Scrofule. — Syphilis. — Diabète. — Nervosisme. — Fièvre éphémère catarrho-rhumatique générale et locale.

Parmi les premières, il faut placer en tête *l'arthritisme*, et,
au-dessous de lui, l'*herpétisme*. Ce sont les deux maladies
constitutionnelles auxquelles il est permis de rattacher le plus
fréquemment l'herpès spontané indolent ou douloureux des
organes génitaux. Mais n'allez pas croire qu'il soit toujours
possible de remonter jusqu'à elles dans l'étude des causes. La
plupart du temps on les soupçonne plutôt qu'on ne les prouve.
Il faut se défier de cette tendance que nous avons aujourd'hui
à vouloir assigner quand même une origine constitutionnelle
à toutes les manifestations morbides. Le principe est vrai et
personne plus que moi n'en est partisan. Ce que je crains c'est
qu'on soit trop enclin à en exagérer l'application. Dans bien
des cas l'affirmation est impossible, et, à moins que le sens
clinique ne soit perverti ou subjugué par l'esprit de système,
il est toujours prudent de rester dans le doute, s'il n'existe aucun élément bien positif de certitude.

Ne vous étonnez donc donc pas de me voir apporter une grande réserve dans cette question. Je crois pourtant que les liens de parenté de l'herpès en général et de l'herpès génital en particulier sont plus fréquents et plus étroits avec l'arthritisme qu'avec l'herpétisme. Dans plusieurs cas j'ai pu, en scrutant le passé des malades, y découvrir des traces non équivoques de rhumatisme, ou même saisir quelques coïncidences pathologiques de cette nature pendant la durée de l'herpès ou peu de temps après sa guérison. Et, si j'osais aller plus loin, je vous dirais que la variété névralgique de l'affection me paraît plus particulièrement tributaire de cette maladie constitutionnelle.

Je ne vous parlerai point de la scrofule qui ne me semble jouer qu'un rôle très-effacé dans l'étiologie de l'herpès. Et la syphilis, qu'en faut-il penser à ce point de vue, et quelle est son influence sur l'herpès génital? Assurément, elle n'en préserve pas. On voit au contraire très-souvent des syphilitiques présenter sur le gland des éruptions herpétiques. Mais la syphilis les suscite-t-elle directement, ou n'agit-elle sur la muqueuse préputiale que par l'intermédiaire d'une autre diathèse, de l'arthritisme par exemple, qu'elle ferait passer de l'état de latence à l'état d'activité? Cette dernière manière de voir est celle de M. Bazin, et je la partage. Quant à la variété douloureuse de l'herpès génital, la syphilis n'y prédispose pas plus qu'à la variété indolente.

J'ai vu assez souvent l'herpès génital chez les diabétiques;

il s'accompagne de phénomènes inflammatoires assez vifs qui aboutissent quelquefois au phimosis et à la balano-posthite. Outre l'état général produit par le diabète, il faut tenir compte aussi de l'irritation que le contact des urines sucrées provoque sur la muqueuse préputiale (1).

Les émotions morales et l'espèce de nervosisme qu'elles créent, pour un temps plus ou moins long, prédisposent à l'herpès génital. C'est une cause qui peut être, suivant les circonstances, permanente ou occasionnelle, avoir une influence profonde ou ne jouer qu'un rôle accessoire. Elle est très-appréciable chez certaines personnes douées d'une grande impressionnabilité nerveuse, surtout lorsqu'elles sont affectées en outre de quelque autre diathèse herpétigène constitutionnelle ou transitoire (2).

Il y a des organismes qui ne peuvent supporter, sans en souffrir, le froid, l'humidité ou les brusques changements de

---

(1) M. le docteur Champagnat attribue un rôle considérable au diabète dans la production de l'*herpès preputialis*, ainsi que du *phimosis* et de la *balano-posthite consécutifs*. Il rattache aussi à ces lésions diverses manifestations hypocondriaques. (Communication par lettre.) — Voyez un très-bon travail de M. le docteur de Beauvais sur *La balanite et la balano-posthite parasitaire et le phimosis symptomatique du diabète* (in *Gaz. des Hôp.*, 1874, nᵒˢ 109 et 110). M. le Dʳ de Beauvais a signalé le premier l'influence herpétigène du diabète sur les organes génitaux.

(2) L'observation que je dois à l'obligeance de M. le docteur Champagnat est un type complet d'herpès génital névralgique de provenance arthritique. Non-seulement, en effet, le malade était rhumatisant, mais sa sœur atteinte de nervosisme arthritique avait eu deux attaques de zona; enfin, le père, arthritique également, avait eu plusieurs attaques de coliques néphrétiques.

température. Toutes les vicissitudes atmosphériques troublent l'équilibre de leur santé. En général ils sont arthritiques ou de race arthritique. Aussi les voit-on fréquemment atteints d'un état morbide assez vague que je désigne sous le nom d'*état catarrho-rhumatique*, parce que ses manifestations morbides, fugaces, superficielles, se promènent sur les muqueuses et sur la peau, et se déterminent aussi sur les muscles et sur les nerfs, sous forme de troubles névropathiques très-variables dans leur expression. Cet état se traduit souvent aussi par un mouvement fébrile éphémère qui met en jeu tout l'appareil circulatoire ou seulement quelques-unes de ses parties. Il en résulte des fièvres générales ou partielles, toujours de courte durée, qui paraissent plus nerveuses que vasculaires et qui trouvent fréquemment leur solution ou leur crise dans une éruption herpétique. Cette éruption herpétique se fait tantôt sur un point, tantôt sur un autre ; sa localisation me semble subordonnée à l'irritation nerveuse. Chez de pareils sujets vous observerez fréquemment l'herpès génital et surtout l'herpès génital névralgique.

L'arthritisme sous toutes ses formes est donc la cause constitutionnelle par excellence de l'herpès. C'est la plus active, la plus fréquente, la mieux prouvée, celle qui réunit toujours en sa faveur, dans les cas douteux où elle n'est pas évidente, la plus grande somme de probabilités (1).

(1) Voyez Hardy, *Leçons sur les affections cutanées dartreuses*, etc., 1862, p. 108. — Bazin, *Affect. génériques de la peau*, p. 123 et 124. Le premier se prononce pour la dartre et le second pour l'arthritisme, dans l'étiologie de l'herpès.

Tous les pathologistes ne sont pas de cet avis. Ainsi mon savant confrère et ami, **M.** le docteur Doyon, rattache l'herpès récidivant des organes génitaux qu'il a si bien décrit, non pas à l'arthritis mais à la dartre. Peut-être n'eût-il pas été aussi affirmatif s'il avait observé la variété névralgique de l'affection. Je vous renvoie à sa monographie, où les questions relatives à l'étiologie et au traitement sont exposées avec beaucoup d'ampleur de vues et une grande abondance d'informations. Ma tâche ici est plus restreinte que la sienne. Peut-être est-ce parce que je ne m'occupe que de l'herpès névropathique, qui était resté à peu près inconnu jusqu'ici, que je me trouverai quelquefois en désaccord avec l'honorable médecin inspecteur des eaux d'Uriage.

II

Les causes locales peuvent manquer. — Leur rôle secondaire. — Leur insuffisance. — Action herpétigène des maladies vénériennes, du chancre simple en particulier.

Parmi les causes locales, je n'ai à signaler aucune particularité qui ne soit connue. Ces causes faisaient défaut chez les quatre malades dont je vous ai rapporté l'observation. Je crois qu'elles sont en général insuffisantes pour provoquer à elles seules l'herpès, surtout celui qui est précédé, accompagné ou suivi de phénomènes névropathiques, et qui, par conséquent, n'est pas purement constitué par une simple petite lésion limitée à un point plus ou moins circonscrit de la muqueuse glando-préputiale.

L'action respective des causes générales et des causes locales a été parfaitement comprise et exprimée par M. Doyon : « Ainsi, dit-il, deux éléments distincts rendent compte de l'herpès récidivant : d'un côté, une prédisposition constitutionnelle antérieure; de l'autre, un accident local. Selon le point de vue doctrinal où l'on se place, l'un de ces éléments peut être réputé plus important que l'autre; mais leur existence simultanée à tous deux est également nécessaire pour la production de l'herpès. La maladie vénérienne n'agit ici qu'à titre de cause d'évolution. Elle ne détermine point une modification générale de l'organisme; elle ne fait en quelque sorte qu'établir un point d'election par la décharge locale d'une diathèse déjà préexistante .. » (1).

Dans l'herpès névralgique des organes génitaux, l'influence des maladies vénériennes antérieures m'a semblé à peu près nulle, et je ne pourrais pas dire de lui ce que M. Doyon dit de l'herpès récidivant, que son antécédent obligé est une lésion vénérienne primitive. Vous avez vu que nos malades en étaient exempts ou n'en avaient eu qu'à des époques plus ou moins éloignées.

Parmi les trois maladies vénériennes, le chancre simple, d'après M. Diday, posséderait un pouvoir herpétigène tout par-

_____

(1) A. Doyon. *De l'herpès récidivant des parties génitales*, p. 65.

ticulier. Pour ma part, je n'ai jamais fait cette remarque ; mais je ne pouvais passer sous silence l'opinion d'un syphilographe aussi éminent que M. Diday, d'autant moins qu'elle n'impliquerait pas seulement un simple rapport de causalité fortuite, mais une sorte d'affinité de nature. C'est là son côté original et même un peu étrange. Au sujet de l'abortion ou de la cure trop rapide des chancres simples qui, d'après lui, porterait à son summum leur propriété herpétigène, M. Diday s'exprimait ainsi au congrès de Bordeaux : « Pour moi, les poussées d'herpès ne sont autre chose que l'éclosion imparfaite, ébauchée, des graines de chancrelles, qui, déposées lors du coït, auraient été complétement étouffées par la végétation de l'une d'elles, si l'on avait laissé cette végétation suivre son cours sans entrave. »

Aucun de mes malades n'avait eu de chancre simple. C'est donc une cause dont je n'ai pas à m'occuper en ce qui concerne la variété névralgique de l'herpès. J'ai beau chercher, je n'en trouve aucune qui soit probante ; aussi, laissant de côté l'énumération des influences locales qu'on pourrait invoquer, telles que le coït avec des femmes différentes, l'abus des boissons alcooliques, l'excès des sécrétions glando-préputiales, la malpropreté, les excitations mécaniques, etc., etc. Je passe à la question de la pathogénie.

SECTION DEUXIÈME

I

L'herpès névralgique génital est une espèce de zona. — Théories
pathogéniques de l'herpès zoster. — Première phase : influence
herpétigène attribuée à la douleur névralgique.

1. Ce que je vous ai dit jusqu'ici, dans ces leçons, doit vous
faire pressentir quelle est ma manière de voir, au sujet de la
pathogénie et de la nature de l'herpès névralgique des organes
génitaux. Pour moi, messieurs, cette affection n'est autre chose
qu'une espèce de zona ou herpès zoster. Vous m'objecterez
que le zona, tel qu'on l'entend, et aussi d'après son étymologie,
est un herpès en demi-ceinture qui ne franchit pas la ligne
médiane, qui, en outre, se compose de plusieurs groupes de
vésicules disposés suivant certaines directions, etc., etc.
Je vous l'accorde. Mais ne vous en tenez pas aux apparences
graphiques; allez au fond des choses. Eh bien, qu'est-ce que
le zona? C'est une affection herpétique consécutive presque
toujours à un trouble de l'innervation qui se manifeste, suivant
le trajet d'une ou de plusieurs branches nerveuses, par des
phénomènes névralgiques.

2. Le symptôme névralgique est le premier qui ait attiré et fixé l'attention des observateurs, non-seulement par sa fréquence, sa durée, son intensité, etc., mais surtout par cette particularité très-caractéristique, qu'il précède et suit quelquefois l'éruption vésiculeuse de plusieurs semaines. Lorry, Geoffroy, Alibert, surtout Rayer, et plus tard Bassereau, Valleix, Cazenave, G. Simon, Romberg, en ont fait ressortir toute l'importance. Je vous citais, il y a trois jours, le travail de mon ami et collègue M. le docteur Parrot sur le zona. C'est lui qui a mis en lumière toute la valeur pathogénique attribuée à l'élément douleur, dans le zoster, et qui, de plus, analysant mieux que ses devanciers les rapports précis de l'éruption avec la distribution des branches nerveuses, a établi : 1° que l'éruption et la douleur se développent sur le trajet d'une branche nerveuse, le plus souvent superficielle; 2° que les foyers d'éruption sont superposés aux foyers de douleur, lesquels sont les points d'émergence des troncs nerveux. D'après M. Parrot, le zona est une manifestation toujours secondaire, subordonnée à l'existence d'une névralgie, d'origine rhumatismale ou dyspeptique; reconnaissable à son existence d'un seul côté du corps, et au siége des plaques vésiculeuses sur le trajet d'un rameau nerveux superficiel, atteint de névralgie.

C'est là, messieurs, le zona typique et complet, du moins au point de vue descriptif et dans le cadre un peu étroit de sa forme classique. La pathologie avait fait un grand pas; on était sur la voie des découvertes ultérieures qui ont agrandi son domaine. Mais la théorie restait insuffisante ; on n'était pas allé plus loin que le phénomène douleur, dans la recherche des causes prochaines. Il fallait pénétrer plus avant, jusqu'à l'altération matérielle de la substance nerveuse.

II

Théories pathogéniques de l'herpès zoster. Deuxième phase : insuffisance de l'élément névralgique pour produire les troubles nutritifs. — Zona traumatique. — Zona spontané. — Zona secondaire. — Leur cause immédiate est une névrite des ganglions spinaux, des nerfs ou des centres nerveux. — Lésion des nerfs trophiques. — Anatomie pathologique des herpès zoster. — Troubles de la nutrition et éruptions herpétiques consécutifs à l'asphyxie par la vapeur de charbon, et causés par une inflammation des nerfs périphériques.

Cette théorie, qui constitue la première phase de l'histoire pathogénique du zona, ne tarda pas à être battue en brèche. M. de Bœrensprung, dans son *Traité des maladies de la peau*, mettait en doute l'influence des nerfs sensitifs sur les phénomènes de la nutrition, et il ne pensait pas qu'elle pût aller jusqu'à produire non-seulement l'hyperémie, mais aussi l'inflammation et l'exsudation.

1. Dès 1859, M. le professeur Charcot avait publié, dans le *Journal de physiologie*, des observations prouvant d'une manière évidente la relation qui existe entre l'herpès et les blessures des nerfs. L'herpès symptomatique de ces blessures ressemblait exactement comme lésion et comme symptômes à

l'herpès zoster et méritait le nom de zona traumatique. A la suite de ces observations, M. Brown-Sequard établissait « que les altérations de nutrition sont très-différentes suivant qu'elles succèdent à la section ou à la compression des nerfs, et qu'il fallait distinguer les effets de l'irritation de la moelle épinière et des nerfs, de ceux de la paralysie ou simple cessation d'action ; en d'autres termes, qu'il fallait distinguer les effets de l'action morbide, et ceux de l'absence d'action. »

Vous le voyez, l'anatomie pathologique du zoster était en germe dans ces faits et dans ces lois de physiologie pathologique, déduites du traumatisme des nerfs et de l'expérimentation sur les animaux.

2. L'anatomie pathologique du zona traumatique a précédé, comme il fallait s'y attendre, celle du zona spontané. Mais cette dernière, quoique ne reposant encore que sur quelques autopsies, me paraît être solidement établie. La voici en quelques mots :

Chez un malade mort de pneumonie et qui, deux mois auparavant, avait éprouvé des douleurs névralgiques et présenté un zona du côté gauche, le docteur Danielssen trouva le sixième nerf intercostal considérablement enflé et rouge. La substance nerveuse était intacte, la lésion provenant d'une infiltration inflammatoire du névrilème. Chez un malade d'Esmarch, dont je vous parlerai plus loin, une opération d'hydrocèle fut suivie de douleurs violentes dans la partie postérieure du membre inférieur gauche, depuis la fesse jusqu'à la plante des pieds.

Des groupes de vésicules herpétiques se formèrent tout le long de ce membre, sur le trajet des douleurs. A l'autopsie, on constata une infiltration vésiculeuse et une hyperémie du sciatique à sa sortie du bassin.

Un an auparavant, en 1860, avait paru le livre de Samuel sur les nerfs trophiques. Se fondant sur les idées de Samuel et sur les observations précédentes, M. de Bœrensprung concluait, dans un premier mémoire sur le zona, paru en 1861, que cette affection résulte spécialement de l'irritation des ganglions spinaux ou du ganglion de Gasser, mais que l'irritation d'un nerf périphérique, sur un point quelconque de son trajet, peut être aussi suivie de l'éruption vésiculeuse.

Deux ans après, dans un deuxième mémoire, M. de Bœrensprung donna les résultats d'une autopsie de zona, décisive au point de vue de l'anatomie pathologique et de la pathogénie de cette affection.

Un enfant d'un an, atteint de tuberculisation pulmonaire, avait eu, quarante jours avant sa mort et sans cause connue, un zona des sixième, septième, huitième espaces intercostaux gauches. L'autopsie faite par M. Rechlinghausen fit voir : 1° que la moelle épinière était normale ; 2° que les ganglions spinaux des sixième, septième et huitième nerfs intercostaux étaient augmentés de volume, rouges et entourés d'un tissu cellulaire enflammé ; 3° que l'inflammation occupait l'enveloppe immédiate des ganglions, et qu'entre les lobules des cellules unipolaires qui le composent, s'était faite une multiplication des noyaux embryoplastiques et une infiltration de granulations pigmentaires; 4° que les éléments nerveux du ganglion et les fibres nerveuses n'étaient pas altérés; 5° que les altérations s'étendaient au-delà du ganglion jusqu'à la réunion des deux racines.

3. En 1866, MM. Charcot et Cottard (1) lurent à la Société de biologie une observation du zona du cou produit par une névrite du plexus cervical et des ganglions correspondants des racines spinales postérieures. L'examen microscopique démontra que les ganglions et les troncs nerveux étaient rouges et tuméfiés, et que la lésion provenait d'une prolifération conjonctive de la trame lamineuse des ganglions et du névrilème.

A ces observations fondamentales, sont venues s'ajouter depuis celles de Haight, de Weidner, de Wagner, et celle d'Oscar Wyss, une des plus importantes au point de vue histologique, et qui a pour objet un zona ophthalmique consécutif à une névrite propre et primitive, ayant son maximum d'intensité au niveau du ganglion de Gasser. Elles confirment pleinement les premières données sur l'anatomie pathologique du zona, et elles établissent sur des bases solides l'existence d'un processus irritatif, d'une véritable névrite du ganglion spinal ou du tronc nerveux sur le territoire duquel s'est développée l'affection herpétique.

(1) Charcot et Cottard. *Note sur un cas de zona du cou, avec altération des nerfs du plexus cervical et des ganglions correspondants des racines spinales postérieures. —* In *Comptes rendus de la Société de biologie pour 1865. —* Paris, J.-B. Baillière, 1866.

4. Quand on envisage dans leur ensemble les zonas trauma -
tiques, consécutifs aux blessures des nerfs, les zonas secondaires qui apparaissent dans le cours des myélites chroniques,
et les zonas spontanés qui ne sont pas précédés d'une affection
antérieure déterminée du système nerveux, on est forcément
amené à conclure qu'ils sont tous les trois l'expression cutanée d'une névrite, d'une irritation causée par une hyperémie
active, qui a pour siége soit le ganglion spinal et le ganglion
de Gasser, soit un point quelconque de la périphérie du nerf,
soit les cornes postérieures ou les cordons postérieurs de la
moelle (zona des ataxiques).

5. Si je ne craignais de prolonger outre mesure ces considérations pathogéniques, je vous parlerais aussi des belles recherches de M. le professeur Leudet (de Rouen) sur les troubles
des nerfs périphériques et surtout des vaso-moteurs, consécutifs à l'asphyxie par la vapeur de charbon (1). Une des conclusions du travail de ce savant médecin, c'est que les troubles périphériques donnent lieu pendant la vie aux symptômes
locaux de la névrite : douleur, tumeur, simulant un phlegmon,
causant même un abcès; dans les nerfs vaso-moteurs, à la
rougeur et au développement d'éruptions bulleuses et herpétiques, que l'observation moderne a rattachées cliniquement à
des lésions des nerfs vaso-moteurs. Dans une des observations
de M. Leudet, l'autopsie a démontré l'existence d'une névrite
du nerf sciatique droit.

(1) Voyez le mémoire de M. le docteur Leudet dans les *Archives de médecine*, mai 1865.

III

Des herpès zoster indolents. Ils prouvent que la douleur n'est pas
indispensable à leur production. — Études sur les herpès traumatiques. — Convergence de toutes les découvertes dans le même
sens : l'irritation des nerfs, des ganglions ou des centres, comme
cause organique des herpès.
La nouvelle conception pathogénique du zona est applicable à presque toutes les variétés de l'herpès. — La distribution topographi-
que est accessoire dans l'herpès.
Classification des herpès zoster. Le domaine du zona se trouve
agrandi. — Des zonas incomplets. — Discussion. — Analogie du
zona et des herpès de la face, de la gorge, des organes génitaux.
Conclusions sur la pathogénie de l'herpès génital névralgique.

Ainsi, messieurs, la conception pathogénique du zona s'est
singulièrement agrandie dans ces dernières années. Sa théorie
repose maintenant sur l'existence d'un processus irritatif, qui
envahit le névrilème des ganglions ou des nerfs, et atteint se-
condairement les nerfs trophiques et, dans la plupart des cas,
les nerfs sensitifs. C'est ce qui explique la coexistence si fréquente des troubles sensitifs et de l'éruption vésiculeuse. Mais
cette coexistence n'est pas nécessaire. Un herpès zoster peut
être indolent et n'en dépendre pas moins des lésions nerveuses
que je viens de vous décrire. Plusieurs observateurs ont, en
effet, remarqué que dans l'herpès zoster les symptômes du
côté de la sensibilité manquent quelquefois. Le rôle attribué à
la névralgie a donc été exagéré. Elle n'a aucune action patho-

génique. Elle ne mérite d'être étudiée que comme un phénomène important, mais non essentiel.

1. Je n'en finirais pas si je voulais analyser ou même donner une idée très-sommaire de tous les travaux qui ont été publiés sur l'herpès depuis quelque temps. La chirurgie n'a pas moins contribué que la médecine à imprimer à cette question un développement inattendu. Je vous ai cité l'ouvrage de Mitchell, Morehouse et Kenn. Depuis qu'il a paru, de nouvelles recherches poursuivies dans le même sens ont corroboré leurs conclusions. Au nombre des plus importantes, je me fais un plaisir de mentionner tout particulièrement celles d'un de nos plus savants professeurs, M. le docteur Verneuil, sur l'herpès traumatique, où sont étudiées, discutées et interprétées avec une grande perspicacité clinique et physiologique les manifestations vésiculeuse cutanées, consécutives aux blessures des nerfs ou des ganglions nerveux (1).

Toutes les investigations de la médecine et de la chirurgie ont donc abouti au même résultat, et ce résultat c'est que, dans l'immense majorité des cas, l'affection vésiculeuse désignée sous le nom d'herpès, qu'elle se développe sur la peau ou sur les muqueuses, qu'elle occupe la tête, le tronc ou les membres, qu'elle soit spontanée ou traumatique, primitive ou secondaire, reconnaît pour cause immédiate et organique un processus irritatif des nerfs, des ganglions ou des centres nerveux. Peu

(1) Voyez *Mémoires de la Société de biologie*, 1873.

importent la variété et la multiplicité des phénomènes concomitants. Peu importent aussi les conditions étiologiques plus
générales et plus éloignées qui peuvent la produire. Si nombreuses, si diverses, si dissemblables même qu'elles soient,
elles ont cela de commun que leur action converge vers le
même but : le nerf, les ganglions ou les centres nerveux ; et
que le processus irritatif qu'elles développent sur ces organes
est l'instrument obligé, l'intermédiaire indispensable de leur
action sur la peau ou sur les muqueuses.

2. Eh bien, messieurs, puisqu'il paraît démontré que les
choses se passent de la sorte pour les éruptions herpétiques de
la face (1), du tronc et des membres, pourquoi n'en serait-il
pas de même pour l'herpès des organes génitaux ?

Je dois vous avouer que je n'avais pas songé à la possibilité
d'une origine nerveuse pour l'herpès génital, avant d'avoir
été témoin du premier fait dont je vous ai longuement décrit
l'histoire. Mais depuis, j'ai souvent réfléchi à cette question,
et les quelques observations que j'ai eu la bonne fortune de
rencontrer n'ont fait que confirmer mon impression première.
Ce qui m'avait mis sur la voie, c'était l'élément névralgique et
les autres troubles de la sensibilité. Ils imposaient à l'esprit

---

· (1) Zona ophthalmique. Le professeur Gerhardt a donné une théorie de
l'*herpes labialis* qui concorde avec la théorie pathogénique générale de·
l'herpès ; l'herpès facial, selon lui, est un zoster qui résulterait de la compression que feraient éprouver aux nerfs, dans leur passage à travers les ca-
naux osseux, les artères dilatées par l'afflux subit d'une plus grande quan-
tité de sang.

la comparaison de cette variété d'herpès avec le zona. Sans doute, il n'existait pas entre le zoster, tel qu'on l'entendait autrefois, et l'herpès génital douloureux, dont je cherchais à m'expliquer le mécanisme, une similitude parfaite; mais les principaux traits de ressemblance s'y trouvaient sous une forme si expressive, si saisissante, que je restai convaincu de leur identité au point de vue pathogénique.

Mes lectures ne m'avaient point suggéré cette manière de voir; elle procédait directement de l'observation. J'ai recherché si d'autres l'avaient eue avant moi. Il y a quelques jours, en lisant le livre d'Hébra sur les maladies de la peau, j'ai été frappé d'un passage où sont résumées les idées de M. de Bœrensprung relatives à l'herpes progenitalis.

3. Après avoir divisé le genre herpès en plusieurs variétés, qui sont : A. l'*herpes labialis* ou *facialis ;* B. l'*herpes præputialis* ou l'*herpes progenitalis;* C. l'*herpes zoster;* D. l'*herpes iris* et *circinatus,* Hébra ajoute (1) :

« Dans l'important ouvrage auquel j'ai déjà renvoyé, et qui n'a pas complétement obtenu l'attention dont il est digne, de Bœrensprung insinue que les trois premières de ces variétés de l'herpès ne sont, en réalité, qu'une seule et même affection, et qu'on devrait les comprendre sous le nom de zoster. Les raisons qu'il donne à l'appui de cette opinion sont, qu'on les rencontre toutes dans les régions fournies de nerfs particuliers,

---

(1) Hebra. *Traité des maladies de la peau,* traduit et annoté par le docteur A. Doyon, p. 363.

et que le développement des vésicules est, chez tous, dû à un état morbide du nerf. Quand ces vésicules occupent toute l'étendue de la région où se distribue le nerf affecté, il en résulte un herpes zoster. Il suppose que l'herpes labialis est un zoster facialis incomplet (correspondant aux branches intra-orbitaire et mentonnière de la seconde et de la troisième division de la cinquième paire), et que l'herpes progenitalis est un zoster sacro-ischiaticus et sacro-genitalis rudimentaire dû à une condition pathologique des nerfs honteux inférieurs et des branches des nerfs pudiques provenant du plexus sacré et se distribuant au pénis, au scrotum et aux lèvres. »

Tout ce que je vous ai dit jusqu'ici, le récit des faits et le sens des interprétations physio-pathologiques que j'ai cru devoir en donner, m'avaient conduit logiquement à de pareilles conclusions, et je me félicite de pouvoir les étayer d'une autorité aussi considérable que celle de M. de Bœrensprung(1).

(1) Voici comment M. de Bœrensprung a classé les zoster :

a. Le « *zoster facialis* », exclusivement limité à une moitié du visage, occupe les points de la peau et de la membrane muqueuse où se distribue la cinquième paire. Le *zoster labialis* en est une forme.

b. Le « *zoster occipito-collaris* » suit la distribution des nerfs du cou : petit occipital, grand auriculaire et superficiel, provenant du plexus cervical.

c. Le « *zoster cervico-subclavicularis* » correspond aux branches superficielles descendantes du plexus cervical (sternale, claviculaire, acromiale supérieure).

d. Le « *zoster cervico-brachialis* » est dû à un état morbide des nerfs appartenant au plexus brachial. Il peut être limité au bras (*zoster brachialis*) ou à l'avant-bras et même à la main.

e. Le « *zoster dorso-pectoralis* ». Dans cette forme, l'affection commence

4. Et pourtant, si plausible que soit cette manière de voir, M. Hebra se refuse à l'admettre. Pour lui, l'observation clinique fournit de nombreux motifs de conserver les distinctions admises jusqu'à présent entre ces formes d'herpès. Parmi ces raisons, sont les suivantes :

« 1° Dans l'herpes labialis et l'herpès préputial, il existe en général seulement un groupe ou un très-petit nombre de groupes de vésicules ; tandis que , dans le zoster, il n'en est ainsi que dans des circonstances très-exceptionnelles, plusieurs groupes se développant successivement.

« 2° Le zoster récidive rarement ; il survient en général une

sur la colonne vertébrale, occupant en général une surface correspondant à trois vertèbres ; elle s'étend obliquement, en bas sur la partie latérale du thorax, et passe de là en montant légèrement au sternum. Les nerfs intéressés dans cette variété de zoster sont les troisième et septième paires dorsales.

f. Le « *zoster dorso-abdominalis* » affecte la partie la plus inférieure du dos, sa limite supérieure est la huitième vertèbre dorsale, et sa limite inférieure la première lombaire. Il s'étend sur l'abdomen jusqu'à la ligne blanche.

g. Le « *zoster lumbo-inguinalis* » commence dans la région lombaire et s'étend horizontalement en avant à la ligne blanche, obliquement, en bas et en avant, au mont de Vénus et aux organes génitaux, et également en bas à la région fessière et à la surface externe de la cuisse. Il correspond aux branches des nerfs supérieurs lombaires.

h. Le « *zoster lumbo-femoralis* » occupe la distribution des branches cutanée externe, génito-crurale, crurale antérieure et obturatrice du plexus lombaire. La vaste surface cutanée que desservent ces nerfs nous met à même de comprendre comment cette variété d'herpès peut quelquefois être si étendue et si grave. Dans d'autres cas, l'herpès est limité à la surface de la cuisse, certaines branches de ces nerfs étant alors seules affectées (*zoster femoralis*).

i. Le « *zoster sacro-ischiaticus* » répond à la distribution cutanée des branches du plexus sacré.

seule fois dans la vie d'un individu, tandis que dans l'herpes labialis et l'herpes præputialis la réapparition de la maladie est la règle.

« 3° C'est un fait bien connu que l'herpes labialis se manifeste dans le cours des maladies fébriles; on lui a même donné le nom d'hydroa febrilis. D'où il résulte que cette affection paraît être symptomatique et due à quelque maladie passée ou actuellement existante, accompagnée ou non de fièvre ; tandis qu'on doit regarder le zoster comme le résultat d'un état morbide essentiel plus ou moins exactement limité à la région parcourue par un nerf cérébro-spinal particulier.

« 4° Les douleurs névralgiques précèdent l'éruption du zoster, l'accompagnent et persistent souvent pendant longtemps après sa disparition. On n'observe jamais ce symptôme dans l'herpes labialis ou dans l'herpes præputialis.

« L'herpes labialis et l'herpes progenitalis ne sont pas en général unilatéraux; mais le plus souvent ils affectent les deux côtés cu apparaissent sur la ligne médiane du corps. De Bœrensprung conteste la complète exactitude de cette remarque ; mais d'après ce que j'ai observé, il est dans l'erreur sur ce point. »

Telles sont les objections que formule M. Hébra. Je vais essayer de les réfuter.

La première me paraît peu importante : ce n'est pas, en effet, le nombre des groupes de vésicules qui peut constituer un caractère nosologique fondamental. Dans l'herpès limité ou dans l'herpès en demi-ceinture, la lésion est la même ; voilà le point important. La multiplication de la plaque herpétique ne change pas sa nature intime.

La deuxième objection, tirée de la récidive, a plus de valeur. Il est certain que le zoster récidive peu; tandis que c'est la règle pour l'herpes progenitalis. Mais je ne vois pas dans cette différence une raison suffisante pour rejeter, entre ces deux variétés de l'affection herpétique, l'étroite solidarité que nous y trouvons. Derrière le mode pathogénique qui embrasse l'ensemble des manifestations de l'herpès, il y a sans doute des prédispositions générales dissemblables qui ne se traduisent pas toutes de la même manière, sur la peau ou sur les muqueuses, bien qu'elles n'emploient comme moyen d'expression que la plaque herpétique. Dans le zoster, la diathèse, l'état général paraît céder à quelque influence locale plus spécialement concentrée sur tel ou tel nerf. L'action morbide gagne en profondeur ce qu'elle perd en mobilité et en récidives. Il semble que pour longtemps la névropathie limitée s'épuise en une crise complète, qui aboutit à une éruption sur le trajet de toutes les branches nerveuses qui ont été atteintes. La lésion nerveuse est fixe et profonde : c'est un processus irritatif qui aboutit à la formation de nombreuses cellules embryonnaires dans le tissu conjonctif du névrilème.

J'ignore au juste ce qu'elle est dans l'herpès partiel ; mais je me figure qu'elle existe, et qu'en outre, elle se borne à quelques mouvements congestifs, disséminés et fugaces, sur tel ou tel département des nerfs périphériques.

Je ne dirai rien de la troisième objection, qui ne s'applique point à l'herpes progenitalis.

Je passe à la quatrième, où il est question des douleurs névralgiques qui précèdent, accompagnent ou suivent le zoster et font défaut dans les autres variétés d'herpès. Si M. Hébra me fait l'honneur de lire ces leçons, je pense qu'il trouvera, dans les quatre observations que contient la première, une réfutation péremptoire de sa manière de voir. Il est donc inutile que j'insiste ici sur ce point.

Quant à l'unilatéralité du zoster, opposée à la bilatéralité des autres herpès, elle n'a pas plus de valeur que l'objection déduite du plus ou moins grand nombre de vésicules. D'abord, on a observé des zoster sur les deux côtés du corps simultanément; et puis, presque toujours, dans les herpès autres que le zoster, si les vésicules franchissent la ligne médiane, elles sont, en général, plus développées a'un côté que de l'autre, ainsi que le prouvent mes observations.

6. Dans un excellent travail sur les relations qui existent entre les affections herpétiques, nerveuses et catarrhales, publié en 1855 (1), c'est-à-dire six ans avant celui de M. de Bœrensprung (2), un savant médecin français, M. Delioux, professeur

(1) *Des relations qui existent entre les affections herpétiques, nerveuses et catarrhales,* par M. le docteur Delioux, professeur de pathologie interne et de thérapeutique à l'École de médecine navale de Brest. (*Gazette médicale,* 1855, p. 500 et suiv.)

(2) *Die Gurtelkrankheit,* Berlin, 1861.

à l'École de médecine navale de Brest, avait tenté d'effacer
cette ligne de démarcation qu'on trace toujours si rigoureuse-
ment entre l'herpès zoster et les autres variétés. « L'herpès,
dit-il, vient se placer à côté de la névralgie sinon comme une
solution, du moins comme un phénomène qui en traduit la
nature spécifique. Il place la maladie dans une phase nouvelle,
lui imprime une marche toute différente de celle qu'elle avait
affectée jusque-là, et peut surtout, à l'aide de la médication,
exercer une influence décisive sur la guérison; à ces titres, il
a les qualités d'une crise qui n'est pas toujours finale, mais qui
cependant n'est pas de fâcheux caractère. En comprenant ainsi
sa raison d'être, le zona perd singulièrement ce génie bizarre
que l'empirisme se borne à constater... »

Plus loin, M. Delioux conteste qu'il y ait un intérêt pratique
bien sérieux à créer tant de variétés d'herpès : « Qu'il appa-
raisse sur telle ou telle partie du corps, c'est toujours anato-
miquement la même espèce de lésion cutanée... Parfois des
troubles plus ou moins prononcés des organes digestifs se déclarent en même temps que l'herpes vulgaris (1); mais, ce que
l'on remarque le plus souvent, ce sont des douleurs de caractère névralgique, analogues à celles du zona et qui, comme
celui-ci, non-seulement précèdent et accompagnent l'éruption,
mais aussi sont susceptibles de persister après elle. »

N'est-ce pas là exactement, messieurs, ce que prouvent les

____

(1) C'est ainsi que M. Delioux désigne les *herpes labialis*, *palpebralis*,
auricularis, *præputialis*.

faits d'herpes præputialis que je vous ai rapportés ? N'ai-je pas eu raison de les assimiler au zona, et de les décrire sous le nom d'herpès névralgique des organes génitaux ?

7. Dans l'herpès de la gorge, comme dans les autres variétés de l'herpès, il existe quelquefois des prodromes nerveux ; ils me semblent avoir avec ceux de l'herpes præputialis la plus grande analogie, ou du moins ils me paraissent susceptibles de la même interprétation.

Écoutez ce qu'en dit M. Lasègue, qui les a parfaitement décrits dans son remarquable *Traité des angines :*

« La céphalalgie est, de tous les symptômes le plus incommode, et je ne sache, y compris la méningite aiguë, aucune autre maladie où le mal de tête prenne une égale intensité. Les douleurs sont gravatives ; elles occupent de préférence la région frontale, mais s'étendent à tout le crâne. D'autres fois, elles sont surtout occipitales et d'une intolérable violence. La tête est pesante, difficile à mouvoir. Il existe des signes nonseulement de souffrance, mais de congestion encéphalique. La lumière est mal supportée, le bruit redouble la douleur, le mouvement la réveille. Le malade est somnolent, absorbé, mais moins passif qu'il ne semble. Il rêve : ses idées se succèdent, involontaires, tumultueuses, confuses, avec un demidélire qui lui laisse assez d'empire sur lui-même pour qu'il n'accepte comme réelles ni n'exprime les conceptions maladives qui l'obsèdent. Qu'on ne suppose pas que je trace un tableau exagéré : tous ceux qui ont observé avec sollicitude, ceux surtout qui ont subi cette très-pénible épreuve, reconnaîtront que les symptômes que j'indique comme appartenant aux formes les plus aiguës, sont conformes à la vérité (1). »

Ainsi, messieurs, toutes les variétés vulgaires, quel que soit leur siége, peuvent être et sont fréquemment en rapport direct de causalité avec des troubles névropathiques qui les précèdent, les accompagnent ou les suivent. Sans doute elles diffèrent du zona classique par le nombre et la distribution des plaques vésiculeuses; mais elles s'en rapprochent par tant d'autres caractères pathogéniques et symptomatiques, qu'on est presque forcément conduit à leur assimilitation, à mesure qu'on pénètre plus avant dans leur étude.

Cette assimilation éclaire bien des points obscurs des herpès partiels, et elle agrandit singulièrement leur domaine. Est-ce à dire que par là on puisse rendre compte de tous les phénomènes? Certainement non ; mais en faisant intervenir l'élément nerveux comme trait d'union entre les conditions étiologiques générales et la détermination locale, sous forme de plaque herpétique, on arrive à une interprétation analogique, qui est très-probablement la plus voisine de la vérité, si elle n'est pas la vérité elle-même.

Pour qu'il ne restât aucun doute dans l'esprit, il faudrait prouver par des autopsies que de pareilles altérations nerveuses existent bien réellement.

(1) Lasègue, *Traité des angines*, page 55. — Paris, Asselin, éditeur, place de l'École-de-Médecine.

8. Quoi qu'il en soit, en me fondant sur les considérations qui précèdent, je crois qu'il m'est permis de formuler les propositions suivantes, relativement à l'herpès génital douloureux, envisagé dans l'ensemble de ses conditions étiologiques et pathogéniques.

A. Parmi les herpès qui se développent sur les organes génitaux, il y en a dans lesquels la douleur joue le rôle principal.

B. La douleur et les autres troubles névropathiques qui s'associent à elle précèdent habituellement l'éruption herpétique pendant vingt-quatre ou trente-six heures, sans qu'il soit possible de découvrir aucune lésion sur les points de la muqueuse de la peau, qui vont devenir le siége de l'éruption.

C. Habituellement l'éruption vésiculeuse sert de crise aux phénomènes névropathiques ; mais d'autres fois ils persistent ou reviennent et survivent même dans quelques cas à l'herpès.

D. L'éruption herpétique est donc un phémonène secondaire. Ce sont les nerfs qui sont primitivement malades comme dans le zona.

E. L'analogie entre l'appareil névropathique de l'herpès génital et celui de l'herpes zoster est si frappante qu'il faut conclure à l'analogie de lésion dans les deux cas.

F. Il est donc extrêmement probable que l'herpès névralgique des organes génitaux se rattache à un processus hyperémique qui envahit une étendue plus ou moins considérable du plexus sacré.

G. Ce processus hyperémique plus superficiel, moins fixe, plus disséminé que le processus irritatif et cellulaire propre aux zonas spontanés, secondaires ou traumatiques, attaque plutôt les filets sensitifs que les nerfs trophiques, et se concentre plus particulièrement sur ceux qui appartiennent au nerf honteux interne.

H. Le plexus sacré peut être envahi simultanément à droite et à gauche; mais, d'ordinaire, les phénomènes névropathiques et l'éruption sont plus prononcés d'un côté que de l'autre, comme dans l'herpes zoster, quoique l'unilatéralité n'y soit jamais aussi constante.

I. On ne peut faire que des conjectures sur le siége précis du processus hyperémique dans les branches du plexus sacré. Peut-être se détermine-t-il quelquefois sur la queue de cheval ou l'extrémité inférieure de la moelle épinière. Toujours est-il qu'il affecte d'une manière spéciale les branches nerveuses qui se distribuent au pénis, aux bourses et au périnée; et, comme en même temps les phénomènes névropathiques se produisent sur d'autres branches, il est à croire que la lésion remonte assez haut, au moins jusqu'à quelques-uns des gros troncs qui constituent le corps du plexus sacré.

J. L'irritation hyperémique du plexus sacré ou de ses branches doit dépendre d'un état général, d'une disposition constitutionnelle de l'organisme, sur la nature de laquelle il est difficile de se prononcer.

K. La maladie constitutionnelle qui me paraît réunir en sa faveur la plus grande somme de probabilités, est l'arthritisme.

Il doit être placé au-dessus de la dartre dans l'échelle des conditions étiologiques générales de l'herpès.

L. C'est l'existence d'une cause constitutionnelle qui explique les attaques successives ou les récidives fréquentes de l'herpès génital. Il est l'expression momentanée et plus ou moins répétée de la diathèse arthritique et dartreuse, ou même d'une disposition accidentelle catarrho-rhumatique, qui se détermine sous forme hyperémique sur les plexus sacrés, sur leurs branches terminales ou même sur l'extrémité inférieure de la moelle épinière.

M. Toutes les circonstances étiologiques locales, auxquelles on a l'habitude de rattacher l'herpès, sont incapables de le produire à elles seules et directement. Il n'est pas le résultat immédiat d'une irritation locale. La cause accessoire n'agit qu'en suscitant la prédisposition générale et en dirigeant son action sur la muqueuse glando-préputiale. Cette action elle-même n'a de prise sur les tissus que par l'intermédiaire d'un processus hyperémique ou cellulaire, qui siége dans le névrilème des nerfs et modifie la modalité fonctionnelle des fibres sensitives et des cellules ou des fibres trophiques.

SECTION TROISIÈME

CONSIDÉRATIONS GÉNÉRALES SUR LES SYMPTOMES, LE PROCESSUS, LE DIAGNOSTIC, LA DURÉE, LES RÉCIDIVES ET LE TRAITEMENT DE L'HERPÈS NÉVRALGIQUE DES ORGANES GÉNITAUX.

Revenons maintenant aux symptômes, et étudions-les dans leur ensemble et dans leur processus. Vous n'avez qu'à vous reporter aux faits que je vous ai décrits dans ma dernière leçon ; mais, pour en raviver le souvenir dans votre esprit, je vais vous donner l'histoire de deux attaques d'herpès génital névralgique que j'ai observées récemment.

I

État catarrho-rhumatique. — Pendant trente-six heures, douleurs sciatiques névralgiformes dans le membre inférieur droit. Au bout de ce temps, cuissons et plaque herpétique sur le côté droit du prépuce. Diminution rapide des douleurs. — Hyperesthésie cutanée sur le membre inférieur droit. Durée de l'attaque, dix jours.

Le malade, arthritique et d'un tempérament nervoso-sanguin, était atteint depuis plusieurs jours d'un gros rhume. Il ressentit un jour (7 août), sans cause locale appréciable, sur le côté externe de la jambe droite, dans sa partie supérieure, une sensation douloureuse analogue à celle qui suit une contusion. La peau était un peu hyperesthésiée sur les points cor-

respondants, sans qu'il y eût aucune altération visible. Bientôt la douleur, qui n'occupait primitivement que la largeur
de la paume de la main, s'étendit, mais en se transformant.
Elle devint lancinante et parcourut différentes branches nerveuses de la jambe et du pied, si bien que le malade se crut
atteint d'une névralgie sciatique. Il éprouvait, en effet, du
malaise et même quelques douleurs vagues et superficielles
dans la hanche, au niveau du pli fessier et dans la cuisse. Sur
toutes ces régions, la peau était un peu endolorie par moments
et présentait alors le phénomène de la chair de poule.

Au bout de vingt-quatre heures (8 août) il se produisit dans
la matinée, pendant plusieurs heures, des borborygmes inces-
sants, sans diarrhée, et il survint du malaise général et un
léger mouvement de fièvre. Dans la soirée, migraine atroce,
qui ne cessa que vers minuit. Les mêmes sensations douloureuses se reproduisirent plusieurs fois dans le membre inférieur droit, et même aussi dans le gauche. Quoique un peu
plus accentuées que la veille, elles ne s'élevèrent jamais au
degré des vraies douleurs sciatiques; mais elles faisaient craindre une affection de cette nature, dont elles semblaient être
le prodrome.

Trente-six heures après le début de ces accidents névropathiques (9 août), le malade se sentit mieux. Quelques cuissons
à la verge lui firent découvrir, sur le côté droit du prépuce,
une petite plaque hyperémique, sur laquelle se détachait un
groupe de vésicules très-petites et à demi formées. La journée

fut bonne. Les douleurs dans le membre inférieur droit diminuèrent peu à peu et disparurent dans la soirée.

Le lendemain (10 août), les vésicules s'étaient rompues. Peu ou point de douleurs à leur niveau, ni dans le membre inférieur droit. Vers le soir, la peau du cou-de-pied gauche devint sensible comme si elle était écorchée. Même sensation au-dessus de la malléole externe et le long du péroné.

Les deux jours suivants, le malade éprouva des douleurs subaiguës, auxquelles il était sujet, dans toutes les petites articulations de la main droite. Diverses sensations névralgiformes se reproduisirent aux deux membres inférieurs, principalement du côté droit. Il semblait que la peau de la cuisse fut écorchée depuis le pli de la fesse jusqu'au creux poplité; il existait là un léger degré d'hyperesthésie, et quelques élancements parcouraient diverses branches du sciatique.

L'herpès, très-peu douloureux localement, fut guéri le 15, c'est-à-dire au bout de six jours. Les phénomènes névropathiques qui avaient été toujours en s'atténuant depuis son apparition, ne lui survécurent qu'un ou deux jours, de telle sorte que la durée totale de l'affection fut de dix jours.

Voilà une attaque d'herpès névralgique presque insignifiante, mais typique et très-significative : 1° par ses causes, qui me paraissent avoir été l'influence catarrhale et la prédisposition arthritique ; 2° par les troubles généraux concomitants tels que la fièvre, le malaise général, les borborygmes et la migraine ; 3° enfin, par les phénomènes névropathiques des extrémités inférieures, surtout de la droite, suivis, au bout de trente-six heures, d'une petite plaque herpétique occupant le côté droit de la muqueuse préputiale.

II

Attaque très-simple d'herpès génital névralgique. — Pendant vingt-quatre heures, phénomènes névropathiques dans le membre inférieur droit et le même côté des organes génitaux, sans aucune détermination herpétique. Disparition très-rapide de la douleur. — Un peu d'anesthésie. Guérison complète au bout de sept jours.

Quelquefois l'attaque est encore plus légère et plus simple; mais elle n'est pas moins caractéristique par la nature et l'évolution de ses principaux phénomènes. En voici un exemple que le même patient m'a fourni.

Le 12 décembre dernier, par un temps humide et mou qui avait succédé à un temps froid et sec, il éprouva de la gêne, du malaise, puis des picotements et des cuissons dans le scrotum du côté droit. Ces sensations anormales allaient, venaient, se propageaient jusque dans la verge, dans le gland surtout, et même jusqu'à l'intérieur du canal de l'urèthre, qui était hyperesthésié et douloureusement impressionné par le passage de l'urine. Puis survinrent des élancements et des irradiations au périnée, dans la fesse droite, avec chair de poule et troubles indéfinissables de la sensibilité cutanée. Tout cela névralgi-

forme et sans aucune lésion des parties souffrantes. Ces phénomènes s'accentuèrent le 13.

Vingt-quatre heures après leur apparition, il était impossible
de découvrir aucune détermination herpétique. Enfin, dans la
soirée, trois ou quatre petites vésicules non inflammatoires,
équivoques, à peine perceptibles, sans rougeur périphérique,
poussèrent sur le côté droit de la muqueuse préputiale.

Le 14 au matin, douleur, cuisson, rougeur autour des vésicules. Douleur très-vive et tuméfaction sympathique d'un des
ganglions de l'aine droite. Les troubles de la sensibilité cutanée
avaient disparu; il y avait pourtant un peu d'anesthésie.

Le 15, aucune douleur névralgique, mais douleur locale
extrêmement vive; les érosions herpétiques, grosses comme
une tête d'épingle et au nombre de cinq ou six, reposaient
sur une base rouge, œdémateuse. Le ganglion inguinal était
toujours très-douloureux.

Le 19, la guérison était complète. Quelques irradiations
avaient encore eu lieu dans le membre inférieur, mais elles
avaient été très-faibles. La durée totale de l'affection avait été
un septénaire.

Dans cette attaque, l'éruption de la plaque herpétique a été
suivie d'une rémission de phénomènes névropathiques plus
complète que dans la première. Les douleurs et les troubles
de la sensibilité, qui sont revenus à de rares intervalles pendant la durée de l'herpes præputialis, jusqu'à sa guérison,
étaient très-faibles comparativement à ceux qui l'avaient pré-

cédé. La lésion vésiculeuse a donc joué, en réalité, le rôle d'un phénomène critique favorable.

III

Description anatomique. — Par quoi est constituée la plaque herpétique : vésicules ; érosion. — Érosion d'emblée. — Poussées successives de plaques herpétiques. — Hyperémie sympathique des ganglions inguinaux. — Situation habituelle des plaques sur la muqueuse préputiale de l'un ou de l'autre côté, au niveau de l'épanouissement de la branche dorsale des nerfs honteux internes.

Description des symptômes locaux : la douleur locale, au niveau de la plaque, n'est pas en rapport avec la lésion. Ses exacerbations ; ses rémissions ; ses caractères. Chaleur âcre, picotements, traits de feu, cuisson, reptation, formication, prurit.

Durée de l'éruption herpétique.

Des phénomènes réflexes dans l'herpès génital douloureux. Ils sont exceptionnels.

La plupart des névropathies éloignées du foyer sont directes. L'action réflexe ne joue qu'un rôle secondaire.

Dans l'étude symptomatique de l'herpès génital névralgique, nous aurons à étudier les phénomènes douloureux, les troubles généraux et la lésion locale.

1. Commençons par cette dernière : elle ne demande pas de grands développements. Vous savez tous en quoi consiste la plaque herpétique. Sur une étendue plus ou moins consi-

dérable de la peau du fourreau, mais surtout de la muqueuse balano-préputiale, le tégument cutané ou muqueux devient rouge, gonflé, douloureux, et, au bout de quelques heures, apparaissent à sa surface de petites vésicules miliaires transparentes, grosses comme une tête d'épingle. Si l'épiderme ou l'épithélium sont assez résistants, ces vésicules peuvent grossir sans se rompre ; on assiste alors à la transformation de leur contenu, qui, de limpide, devient opalin, puis opaque et purulent. Après un temps habituellement très-court, les vésicules se rompent et laissent à découvert une érosion cupuliforme à fond finement grenu, recouvert quelquefois d'une mince croûte pseudo-membraneuse. L'inflammation périphérique peut être faible ou forte, diffuse ou circonscrite, simple ou compliquée d'une hyperémie catarrhale de toute la muqueuse glando-préputiale, etc., etc.

Il arrive parfois que l'érosion se produit presque d'emblée et sans grande douleur locale ou éloignée. Puis, au bout de deux ou trois jours, survient, comme dans deux de nos observations, un appareil névropathique précurseur d'une nouvelle éruption vésiculeuse qui se forme autour de la première. Il peut donc y avoir deux poussées herpétiques et même plus, pendant une seule attaque de l'affection.

Au deuxième ou troisième jour de l'éruption vésiculeuse, j'ai vu fréquemment un des ganglions inguinaux, du côté correspondant à la plaque herpétique, devenir tuméfié, tendu et très-douloureux, tout en restant libre d'adhérences et mobile dans sa gangue de tissu cellulaire. Je ne puis donc être de l'avis de M. Doyon, qui affirme que jamais, à aucune époque de la fluxion, les ganglions correspondants ne sont compromis, et qui trouve dans ce fait un élément important de diagnostic.

Le même auteur dit qu'il a très-rarement vu deux groupes de vésicules exister, à la même époque, sur deux points différents de l'appareil génital. Cette remarque est juste s'il s'agit de points très-éloignés ; mais, sur la muqueuse préputiale, par exemple, j'ai vu plusieurs fois deux ou trois groupes de vésicules. Rappelez-vous que, dans l'observation IV, il y avait une érosion centrale à peu près située sur la ligne médiane, et deux plaques satellites de chaque côté, qui poussèrent ultérieurement.

La situation de ces plaques herpétiques n'a rien de fixe. Cependant l'éruption m'a semblé se faire ordinairement sur l'un ou l'autre côté de la ligne médiane, derrière la couronne du gland, dans un point qui correspond à peu près à la terminaison du rameau nerveux externe ou pénien cutané et préputial, et à l'épanouissement du rameau interne ou rameau du gland. Ce sont les deux divisions de la branche profonde ou dorsale de la verge, qui est elle-même une des deux branches de division du nerf honteux interne, branche collatérale du plexus sacré.

2. Au niveau de l'éruption se produisent des phénomènes douloureux qui atteignent quelquefois un haut degré de violence, et ne sont évidemment pas en rapport d'intensité avec la lésion locale. Leur exagération même, indépendamment des autres troubles névropathiques éloignés, suffirait

à montrer leur origine névralgique. Ajoutons à cela qu'ils sont variés et se succèdent capricieusement, avec des intermittences ou des rémissions irrégulières. C'est surtout pendant la nuit que les malades en souffrent le plus. Le gland, le prépuce, toute l'extrémité de la verge sont comme hyperesthésiés, et douloureusement affectés par le contact des vêtements. Parmi les sensations anormales j'ai noté celle d'une chaleur âcre et mordicante, celles de picotements, de reptation, de formication, de cuisson, et aussi un prurit insupportable et incessant. Puis ce sont des traits de feu qui naissent sur place, où sont dardés de loin, le long des branches nerveuses, sur la plaque herpétique qui semble leur servir de cible.

La durée de l'éruption herpétique est variable; on peut établir huit à dix jours comme moyenne. Lorsqu'il existe plusieurs poussées successives, elle peut être beaucoup plus longue et la guérison n'a lieu quelquefois qu'au bout de deux ou trois semaines (1).

(1) Les descriptions symptomatiques de l'herpès génital qu'on trouve dans les auteurs sont fort courtes. On en pourra juger par la suivante qu'a donnée M. Doyon. C'est la moins incomplète et la plus longue :

« Le prurit qui annonce une invasion d'herpès a quelque chose de spécial, de *sui generis*. C'est, pendant les quelques jours qui précèdent, une chaleur sourde mêlée d'une douleur gravative. Cette sensation, d'abord étendue à tout l'appareil pénien ou vulvaire, se circonscrit assez rapidement à l'endroit de cet appareil qui va être le point de décharge de la fluxion herpétique. Ajoutons que cette sensation est continue, avec des redoublements qui n'ont rien d'analogue aux élancements instantanés de l'uréthrite aiguë, mais qui,

3. L'intensité des phénomènes locaux douloureux est quelquefois si grande, comme dans l'observation I, qu'on est tenté de lui subordonner les troubles de la sensibilité, qui se manifestent à distance sur diverses branches nerveuses du plexus sacré. C'est l'idée qui me vint en premier lieu, et vous m'avez souvent entendu parler de douleurs réflexes, à propos de quelques-unes de mes observations.

Il est possible en effet que la douleur locale, quand elle arrive à ce degré, suscite au loin des irradiations réflexes. Mais je ne crois pas que ce soit le cas le plus commun, et voici pourquoi : c'est que la plupart du temps les phénomènes névropathiques qui se manifestent dans la fesse, dans la cuisse et dans la jambe, des deux côtés ou d'un seul, sont antérieurs à la névropathie locale, et existent alors même qu'aucune sensation anormale ne fait prévoir l'endroit où se fera l'éruption vésiculeuse. Vous avez vu qu'il en a été ainsi dans les deux petites attaques typiques d'herpès génital douloureux que je vous décrivais tout à l'heure. Les divers temps de l'affection étaient nettement séparés ; ils se succédaient régulièrement, avec calme, et il était visible que les phénomènes névropathiques éloignés procédaient directement de la souffrance

au contraire, se prolongent pendant une demi-heure ou une heure. Ces redoublements se déclarent tantôt spontanément, pendant le calme de la nuit, tantôt à l'occasion de la miction ou de l'érection. Le prurit diminue à mesure que l'éruption apparaît ; elle fait alors place à une simple cuisson qui ne se manifeste que lors d'un contact, d'un frottement avec la partie où siége la lésion. » (*Loc. cit.*)

des branches nerveuses, et n'étaient pas le résultat d'une douleur locale réfléchie sur elles, puisque cette douleur locale n'existait pas encore.

Dans les cas compliqués, lorsque les sensations douloureuses s'entassent les unes sur les autres, se combinent, se croisent, se ripostent, s'enchevêtrent au milieu d'éruptions vésiculeuses successives et subintrantes, il doit se produire des phénomènes douloureux réflexes; mais je suis convaincu que l'action réflexe n'a qu'un rôle secondaire, et que tout ou presque tout émane directement d'une irritation du plexus sacré ou de ses branches collatérales et terminales.

IV

Considérations théoriques sur les herpès réflexes. Existent-ils? L'acte réflexe impressif est incapable de les produire à lui seul. Il faut une lésion matérielle et non virtuelle des nerfs trophiques.
Mécanisme des herpès dit réflexes.
Observation d'Esmarch. Comment elle doit être interprétée.

Et, à ce propos, permettez-moi de vous dire ce que je pense des *herpès à distance ou réflexes*.

1. M. le professeur Verneuil leur a consacré un chapitre dans ses belles recherches sur l'herpès traumatique (1). Les exem-

(1) Verneuil. *De l'herpès traumatique*, mémoires de la Société de biologie, année 1873, p. 15.

ples de cette forme, d'après lui, paraissent fort rares, et il n'en a trouvé que trois dans les auteurs. Quant à moi, je n'en ai pas observé un seul cas; et pourtant j'ai étudié spécialement tous les phénomènes réflexes qui ont pour point de départ les organes génitaux. Dans aucune des névralgies réflexes, symptomatiques de l'orchi-épididymite blennorrhagique dont j'ai relaté l'histoire, je n'ai vu se montrer l'éruption vésiculeuse herpétique. A quoi cela tient-il? A ce que les phénomènes douloureux vraiment réflexes ne sont qu'une image et point une réalité. Ils procèdent d'une impression sur les centres nerveux, laquelle impression est projetée virtuellement, et sous une grande variété de formes, le long des différentes branches nerveuses qui émanent du point d'incidence de l'impression centripète.

Les irradiations centrifuges se font dans des fibres nerveuses qui n'ont éprouvé aucun changement de structure; elles parcourent exclusivement les conducteurs de la sensibilité; et rien ne m'a démontré jusqu'ici que les cellules ou les filets trophiques fussent troublés, même virtuellement, dans leurs fonctions, sous l'influence de l'acte réflexe purement impressif.

2. Des herpès peuvent se développper à distance, sans être réflexes, du moins dans le sens où on prend généralement ce mot. Ils résultent alors d'une lésion matérielle qui s'est propagée, dans sa marche ascendante, le long de certains rameaux nerveux communiquant avec le foyer du mal, jusqu'à d'autres

branches ou rameaux qui proviennent de la même source, mais qui se distribuent dans d'autres régions.

La première observation d'herpès à distance est due à Esmarch, qui l'a communiquée à M. de Bœrensprung (1). Son titre m'avait fait illusion, je l'avoue, et j'avais cru trouver là, ce que je n'avais jamais rencontré dans mes recherches sur les névralgies réflexes, un exemple d'herpès véritablement ré- flexe. Voici le résumé de cette observation :

Hydrocèle, double ponction, inflammation de la tunique vaginale, herpès de la cuisse. — Mort.

Hydrocèle chez un homme de cinquante-cinq ans, datant de neuf mois, grosse comme une tête d'enfant, opérée le 7 janvier 1855. Injection de chloroforme répétée le 17 janvier : tuméfaction, inflammation, air dans la tunique vaginale se reproduisant toujours, état général mauvais. Le 19 février, on incise le sac du haut en bas : hémorrhagie considérable, bour- geonnement de l'intérieur du sac, mais nouveau sac par les bourgeons à la partie inférieure. — 13 mars, fièvre, anorexie, céphalalgie, bourgeons charnus secs d'un rouge sombre.

La nuit suivante, douleurs vives, brûlantes, sur toute la face postérieure de la jambe gauche, depuis la fesse jusqu'au milieu de la plante du pied. Le lendemain groupes nombreux de vésicules de volume variable jusqu'à la grosseur d'un pois

____

(1) *Annalen der charite Krankenhäuser, zu Berlin*, Bd. IX, 2 Heft., § 120, 1861.

7

et remplies d'un liquide jaune rougeâtre. Dès que les vésicules furent complétement formées, la douleur cessa peu à peu. Persistance de la fièvre.

20 mars. — A peine trace de l'éruption. Douleurs lancinantes très-vives sur toute la face postérieure du membre gauche, particulièrement violentes à la sortie du sciatique et vers la tête du péroné ; accès sans type régulier augmentant par les attouchements et les mouvements de la jambe, adoucis au contraire quand le pied était appuyé contre le bout du lit.

13 avril. — Abcès froid iléo-fémoral. — 17 avril, abcès dans le dos, à gauche ; épanchement pleurétique du même côté. Mort le 20.

Autopsie. — Thrombose de la veine crurale gauche, épanchement pleural énorme à gauche, gros abcès sous la gaîne du psoas communiquant avec celui du triangle iléo-fémoral. Troisième abcès sous le muscle grand fessier gauche. La gaîne du nerf sciatique gauche là où il sort du bassin était congestionnée, infiltrée, œdémateuse.

Voilà, messieurs, une lésion nerveuse bien positive. Je pense comme Esmarch, que l'irritation du nerf sciatique a été la cause première de l'herpès et de la névralgie. Il n'y a point là d'action réflexe. L'autopsie a démontré que les apparences étaient trompeuses, et que les phénomènes morbides ne dépendaient point d'une souffrance virtuelle du nerf, mais directement d'un processus irritatif très-réel, qui avait envahi son

névrilème et lésé sans doute les fibres sensitives et les fibres
trophiques (1).

V

Symptômes, processus, durée, récidives des phénomènes névropathiques, qui se produisent dans des points éloignés du foyer
  herpétique. — Phénomènes généraux qui les accompagnent quelquefois. — Diagnostic. — Traitement.

J'en ai dit assez sur cette question. Je passe à la partie la
plus intéressante de la symptomatologie et du processus, c'est-
à-dire à l'étude des phénomènes névropathiques qui se produisent dans des points plus ou moins éloignés du foyer herpétique.

(1) M. Verneuil termine son chapitre sur les herpès réflexes traumatiques
par les conclusions suivantes :

1° L'éruption s'est montrée, à une certaine distance de la blessure sur les
territoires nerveux respectés par l'agent vulnérant ;

2° Elle est survenue peu de temps après la blessure, alors que le travail
de réparation était en voie d'évolution. Elle était donc relativement précoce,
tandis que, dans la plupart des cas d'herpès périphérique, elle n'a surgi qu'a-
près des semaines ou des mois ;

3° Elle a été constamment accompagnée de phénomènes généraux plus ou
moins intenses, comme dans l'herpès fébrile d'origine spontanée ; de sorte
qu'avant l'éruption on aurait pu croire à une fièvre traumatique secondaire ;

4° Dans les trois faits que je vais relater, le foyer de la blessure est devenu le siége de modifications locales particulières, de lésions de la membrane
granuleuse, qui m'ont paru l'écho et non le point de départ de l'état général.
Le pourtour même de la plaie a participé au travail morbide dont cette dernière était le siége.

Je vous les ai décrits si minutieusement dans ma première leçon, à propos de chaque fait, que je me contenterai ici de réunir sous forme de propositions développées, ce qui me reste à vous en dire.

A. Herpès indolents. — Herpès névropathiques. — En quoi consistent ces derniers.

Parmi les herpès qui se développent sur les organes génitaux, il y en a qui restent indolents ou à peu près, ou dans lesquels les souffrances sont tout à fait locales et en rapport exact avec l'intensité du processus herpétique.

Il y en a d'autres, au contraire, qui méritent le titre d'herpès névralgique ou névropathique, parce que les troubles nerveux à distance et les douleurs locales, beaucoup plus vives que ne le comporte la lésion, traduisent une souffrance du plexus sacré ou de ses branches, en particulier de sa branche collatérale, le honteux interne spécialement affecté aux organes génitaux et aux régions adjacentes. Ainsi qu'il a été établi dans la section relative à la pathogénie, la lésion probable qui se produit alors dans la moelle, les plexus ou les nerfs périphériques, est un processus irritatif, hyperémique plutôt que cellulaire, analogue à celui du zona, mais moins profond, moins inflammatoire, plus diffus, plus mobile, etc., et se rattachant à une prédisposition arthritique ou catarrho-rhumatique.

B. Processus des phénomènes névropathiques. Ils précèdent l'éruption herpétique de vingt-quatre ou trente-six heures. L'herpès leur sert de crise dans les cas simples. — Cas compliqués : leur analogie avec le zoster. Processus subintrants sur le même lieu. Ils remplacent les plaques disséminées du zona. Ils ne sont pas toujours critiques. Durée du processus herpétique.

1. Ces phénomènes névropathiques précèdent habituellement de quinze, vingt, trente heures et plus, l'éruption vésiculeuse préputiale. Ils atteignent leur maximum d'intensité au moment où elle va se produire; puis, dès qu'elle s'est effectuée, ils s'atténuent considérablement ou même disparaissent tout à fait, de telle sorte que l'herpès joue vis à vis d'eux le rôle d'une crise salutaire. On pourrait l'appeler *herpès critique*. au même titre que certains herpes facialis. C'est ainsi que les choses se passent dans les cas les plus simples où le processus est facile à suivre. Après l'éruption, à peine quelques douleurs irradiantes paroxystiques se produisent-elles encore dans les régions qui étaient primitivement le siége des phénomènes morbides. L'évolution de la lésion locale, qui reste alors seule en scène, s'effectue régulièrement et dure en moyenne huit ou dix jours.

2. Dans les herpès névralgiques moins simples et plus sérieux, le processus se fait en plusieurs poussées. Il est possible que la première poussée soit à peine douloureuse, tandis que les suivantes sont remarquables par l'intensité des phénomènes douloureux ou des troubles de la sensibilité qui précèdent, accompagnent et suivent l'éruption, et même lui sur-

vivent et persistent plus au moins longtemps après elle ; ce sont ces cas qui ressemblent le plus à l'herpes zoster par la durée et la vivacité des phénomènes névropathiques. Seulement les plaques herpétiques au lieu de s'égrener, sur la direction du nerf honteux interne ou sur les autres branches collatérales du plexus sacré, se concentrent et s'accumulent successivement au point où sa branche pénienne s'épanouit en filets terminaux destinés au gland et au prépuce.

Le complexus phénoménal dans de pareils cas est plus difficile à débrouiller. Les éruptions herpétiques ne sont pas toutes critiques. Les douleurs locales suscitent peut-être à distance des douleurs réflexes qui se surajoutent aux douleurs directes, etc., etc.

La durée du processus est alors de quinze jours à trois semaines.

C. Des divers phénomènes névropathiques : 1° douleurs en zigzag, douleurs à courants fixes ; — 2° troubles de la sensibilité : hyperesthésie, puis anesthésie avec toutes ses variétés ; — 3° Troubles de la motilité : courbature, spasme réflexe des sphincters anal et vésical. — Chair de poule.

Dans le groupe névropathique, il faut distinguer : 1° les douleurs ; 2° les troubles de la sensibilité ; 3° les troubles de la motilité ; 4° les troubles des sécrétions.

1° *Douleurs.* Elles sont irradiantes, paroxystiques et par conséquent névralgiques ou du moins névralgiformes. On peut distinguer celles qui sont irrégulièrement dispersées et celles qui se produisent suivant des courants fixes, le long des principales branches nerveuses. Les premières, que j'appelle douleurs en zigzag ou fulgurantes, peuvent se promener sur tous les points des membres inférieurs, mais on les observe principalement dans la sphère des organes génitaux, sur le périnée, le scrotum, le pénis et dans les régions adjacentes. Quant aux douleurs irradiantes proprement dites, et à direction plus ou moins fixe, elles affectent, le long des nerfs des extrémités inférieures, surtout le long du sciatique et de ses branches, la forme de courants douloureux ascendants ou descendants. Ces deux variétés de phénomènes douloureux peuvent coexister ou se manifester successivement, suivant des combinaisons variées qui n'obéissent à aucune règle fixe.

2° *Les troubles de la sensibilité cutanée et muqueuse* constituent le caractère prédominant de la névropathie herpétique des organes génitaux. Il est assez difficile de les décrire exactement. Les voici avec les mots qui me paraissent le mieux rendre les phénomènes éprouvés par les malades : sensation plus ou moins pénible d'un courant d'air trop chaud ou trop froid, alternativement ou simultanément, chez le même individu, sur divers points de la peau des fesses, des bourses ou des membres inférieurs. Elle se promène d'un endroit à un autre. Sensation d'écorchure, comme si la peau, avait été martelée et excoriée par des percussions ou des frottements réitérés. Sensation de tiraillement, de reptation, de formication, d'arrachement des poils, etc.

..Toutes ces sensations anormales aboutissent d'abord à l'*hyper-esthésie*. La sensibilitée exagérée de la peau se manifeste par plaques d'une étendue variable, qui sont tantôt ici et tantôt là, soit au périnée, soit à la cuisse, à la jambe, aux fesses, au scrotum, etc. L'hyperesthésie est mise en jeu par le contact des objets et par leur température. Sur les points où elle existe, se produisent souvent des picotements ou des douleurs en zigzag.

Les douleurs et l'hyperesthésie, quand elles occupent la muqueuse uréthrale, sont exaspérées par le passage de l'urine, si bien que, la miction devenant douloureuse, les malades s'imaginent quelquefois, même en l'absence de tout écoulement, qu'ils sont dans l'imminence d'une blennorrhagie aiguë. Cette hyperesthésie peut occuper toute l'étendue du canal, envahir même le col de la vessie, la muqueuse anale, et provoquer là des épreintes, des envies fréquentes d'uriner, qui en imposeraient, si l'on n'y prenait garde, pour une cystite du col ou pour une prostatite.

.. A l'hyperesthésie succèdent habituellement l'*anesthésie*, l'*analgésie* et la *thermo-anesthésie*. Leur degré plus ou moins prononcé produit des effets variables suivant les régions où elles se manifestent. En général elles ne sont pas graves et elles finissent par se dissiper. Mais, parmi les troubles de la sensibilité cutanée, ce sont ceux qui persistent le plus longtemps. Elles ne sont pas incompatibles avec des douleurs lancinantes spontanées. Je vous rappellerai l'anesthésie qui se produisit chez mon quatrième malade dans la moitié droite de la région ano-périnéale et sur la fesse du même côté. Si ces anesthésies siégeaient sur la peau de la verge et sur la muqueuse balano-préputiale, elles diminueraient évidemment les sensations voluptueuses pendant le coït.

3° *Troubles de la motilité.* Ils sont à peu près nuls dans la névropathie génitale herpétique. Ils se bornent à une sensation vague de courbature musculaire, dans la fesse, dans la cuisse de l'un ou de l'autre côté, ou même des deux. Quelquefois il existe comme un spasme des sphincters de l'anus et surtout de la vessie. Ce spasme paraît résulter de l'hyperesthésie des muqueuses qui les recouvrent et rentrer par conséquent dans la classe des phénomènes réflexes.

J'en dirai autant d'un spasme encore plus fréquent et même habituel qui s'empare des petits muscles affectés aux follicules pileux. Ces faisceaux cylindriques, décrits pour la première fois par Kölliker et désignés par Eyland sous le nom d'*arectores pilii*, déterminent par leur contraction le phénomène de *chair de poule*, que j'ai observé dans tous les cas où il existait de l'hyperesthésie et de l'anesthésie.

D. Troubles sécrétoires : viscosité de la sueur sur les points qui sont le siége de la névropathie et hypersécrétion du mucus uréthral.

Vous voyez que les troubles musculaires n'occupent pas une grande place dans la symptomatologie. Celle des troubles sécrétoires est encore plus limitée. Je crois avoir constaté, une fois qu'il se produisait dans les plis ischio-fessier et périnéocrural, une sécrétion de sueur visqueuse qui semblait coller l'un à l'autre les points de la peau juxtaposés.

Quand la muqueuse uréthrale est le siége d'une vive hyperesthésie, on voit survenir quelquefois un écoulement muqueux, limpide, transparent, visqueux, qui n'est autre chose que le résultat d'une hyperémie réflexe des cryptes mucipares, des glandules de l'uretère, ou même des glandes de Méry et de la glande prostate (1). Ce catarrhe nerveux est subordonné dans son processus à la continuité ou à l'intermittence des douleurs, et il ne dure généralement jamais plus que l'herpès.

E. Prédominance de l'éruption herpétique et des phénomènes névropathiques de l'un ou de l'autre côté.

Tels sont, messieurs, les principaux troubles nerveux qu'on observe, réunis en nombre plus ou moins considérable et avec

---

(1) « Pendant les vingt-quatre ou trente-six heures de prurit, bien reconnaissable, qui marque la période d'invasion de l'herpès, ils (les malades) sentent ce même prurit spécial s'étendre à l'urèthre, depuis le méat jusqu'à la fosse naviculaire. Puis, après ce temps, ils voient sortir de l'urèthre quelques gouttes d'un liquide séro-muqueux. Or, cette sécrétion uréthrale qui coexiste quelquefois avec l'herpès, qui, dans d'autres cas, comme M. Boucaud en a cité un exemple (*Annales des maladies de la peau et de la syphilis*, 1858), existe seule, cette sécrétion morbide de l'urèthre ne dure jamais plus longtemps que l'herpès n'aurait duré, c'est-à-dire pas plus de cinq ou de six jours, terme auquel elle s'éteint spontanément. Avis aux malades qui, mal instruits du peu de gravité de cet écoulement, lui opposent d'emblée les médications les plus violentes ! Avis à quelques praticiens qu'on entend assez souvent se féliciter d'avoir fait *avorter* un écoulement uréthral qui ne demandait qu'à disparaître de lui-même en quelques jours ! » (Doyon, *loc. cit.*)

des combinaisons variées, pendant les diverses phases de l'herpès névralgique des organes génitaux.

Chez quelques malades, ils se développent simultanément ou successivement dans les deux extrémités inférieures ; mais il est rare qu'ils ne finissent pas par se localiser dans une seule, et c'est précisément dans celle qui correspond au côté du prépuce ou l'éruption herpétique doit se faire exclusivement ou du moins prédominer. Je n'ai vu aucun cas d'éruption vésiculeuse parfaitement symétrique de chaque côté de la ligne médiane. Je n'ai jamais vu non plus les phénomènes névropathiques également répartis entre les deux membres inférieurs (1).

F. De l'aptitude à récidiver que présente l'herpès génital névralgique.

Si vous envisagez l'herpès génital douloureux, non plus dans

(1) Je n'ai observé l'herpès névralgique des organes génitaux que chez l'homme. Mais il n'y a aucune raison pour qu'il n'existe pas aussi chez la femme avec les mêmes caractères. On a signalé dans l'herpès génital de la femme l'excitation, l'ardeur locale, *le feu* qui se produisent, dans les premières phases de l'attaque, sur les points qui vont être ou qui sont déjà le siége de l'éruption (A. Fournier). On a signalé aussi quelques accidents névralgiformes dans les cuisses (Ferdinand Dreyfus, d'après A. Fournier, in *Contribution à l'étude de l'herpès, Gazette hebdomadaire*, nos 1 et 2, travail qui a paru au moment où je faisais ces leçons). — Ces derniers phénomènes névropathiques douloureux avaient déjà été signalés par M. le docteur Bulckley dans la variété d'herpès chez la femme qu'il a décrite sous le nom *herpès gestationis (American Journal of obstetric*, février 1874).]

Je ne crois donc pas trop m'avancer en affirmant que ce que j'ai dit de l'herpès génital névralgique chez l'homme doit s'observer aussi dans l'herpès génital chez la femme.

le processus propre à chaque attaque, mais dans l'évolution générale et la succession de ses attaques, vous verrez que cette affection, de même que les autres variétés d'herpès , présente une grande tendance à la récidive. Comment en serait-il autrement? Est-ce que les causes constitutionnelles qui le produisent s'éteignent du jour au lendemain ? Est-ce qu'elles ne font pas, au contraire, partie intégrante de l'organisme, à l'état d'activité ou de latence ? Ne sont-elles pas toujours prêtes à entrer en jeu lorsqu'une cause accessoire vient les solliciter? D'ailleurs l'acte organique, par l'intermédiaire duquel elles agissent sur le plexus sacré et ses branches, particulièrement sur le nerf honteux interne, est un des mieux doués au point de vue de son aptitude à renaître et à se résoudre. Cet acte morbide, je vous ai dit que c'était, selon toute probabilité, une *fluxion sanguine* du plexus sacré et de ses branches et que cette fluxion était de nature arthritique. Or, qu'y a-t-il de plus mobile, de plus fugace et en même temps de plus sujet au retour que les hyperémies arthritiques ? Où trouverez-vous une instabilité plus capricieuse des phénomènes anormaux de l'irritation vasculaire ?

Quelques-uns de mes malades me racontèrent qu'il leur arrivait parfois d'éprouver, en dehors des attaques d'herpès génital névralgique auxquelles ils étaient sujets, des troubles névropathiques vagues qui couraient le long des nerfs du plexus sacré depuis les hanches et le plancher du bassin jusqu'à la plante des pieds. C'était comme des attaques avortées, incomplètes, sans crise herpétique, mais évidemment du

même ordre que celles où le nerf honteux interne est directement et plus fortement touché par l'hyperémie, tout à la fois
dans ses filets trophiques et dans ses filets sensitifs.

G. Des troubles généraux qui précèdent et accompagnent l'herpès
génital douloureux. — Fièvre générale; fièvre partielle.

Il est rare que l'herpès génital névralgique soit précédé ou
accompagné de phénomènes généraux trahissant une souffrance de toute l'économie, ou sa participation plus ou
moins directe au travail morbide qui se prépare ou s'effectue.
Mais je ne serai pas aussi absolu que M. Doyon, qui affirme
que dans l'herpès récidivant il n'y a jamais la moindre réaction fébrile viscérale ou sympathique. Ce que je vous ai dit
des conditions étiologiques constitutionnelles de l'affection
doit vous faire pressentir qu'il n'en est pas ainsi dans tous les
cas. J'ai constaté, en effet, quelquefois du malaise général, un
léger mouvement de fièvre, des maux de tête, des borborygmes, des phénomènes d'embarras gastrique, etc. Tout
récemment, je voyais un malade chez lequel l'herpès peu
douloureux de la muqueuse glando-préputiale servait comme
de crise salutaire à une véritable fièvre éphémère à laquelle
prenait part tout l'organisme. Il semble quelquefois que cette
fièvre est partielle, qu'elle n'occupe que la moitié inférieure
du corps, qu'elle a sa source dans l'extrémité inférieure de la
moelle épinière, et trouve sa solution critique dans l'éruption
herpétique du prépuce, comme certaines fièvres également

partielles de l'extrémité supérieure du corps la trouveraient dans l'herpes labialis.

H. Signes diagnostiques fournis par les phénomènes névropathiques de l'herpès génital.

Vous avez pu voir, d'après mes observations, que le diagnostic de l'herpès génital névralgique n'avait pas présenté de grandes difficultés. La névropathie, quand elle existe dès le début ou qu'elle se produit dans le cours de l'affection, loin de compliquer la tâche du médecin, peut au contraire la simplifier et lui fournir un moyen précieux de distinguer, dans les cas obscurs, l'érosion herpétique, du chancre simple, du chancre infectant et des plaques muqueuses avec lesquelles on pourrait quelquefois la confondre. Le temps ne me permet pas de traiter complétement aujourd'hui l'importante question du diagnostic de l'herpès génital. J'aurai souvent l'occasion d'y revenir, et je ne négligerai pas de vous montrer sur les malades les différences et les ressemblances qui existent entre toutes ces affections. Qu'il me suffise d'insister sur le parti que vous pourrez tirer de l'élément névralgique au point de vue du diagnostic.

Eh bien, sachez que ni dans les chancres simples les plus douloureux, ni dans les chancres infectants quels que soient leur forme et leur processus, ni dans les plaques végétantes ou ulcérées de la muqueuse glando-préputiale, vous n'observerez des phénomènes névropathiques semblables à ceux que je viens de décrire. S'ils surviennent pendant la durée de ces affections, examinez avec soin vos malades, et vous ne tarderez pas à découvrir une complication herpétique qui vient se surajouter aux chancres ou aux plaques muqueuses.

Au surplus, vous ne devez pas vous en tenir aux seules notions diagnostiques qui vous sont fournies par la douleur locale ou par la douleur à distance; il faut interroger les antécédents, supputer les incubations, se bien pénétrer de la forme et de tous les caractères de l'érosion herpétique, examiner l'état des ganglions, etc., etc.

I. Indications thérapeutiques.

Quant au traitement, je vous conseille de ne pas vous en préoccuper outre mesure. L'affection guérit spontanément ou à l'aide de moyens fort simples. J'ai l'habitude de cautériser très-légèrement les érosions avec le crayon de nitrate d'argent; puis je les fais panser avec de la charpie enduite d'une pommade calmante additionnée de calomel ou de précipité blanc. Je prescris des bains, des tisanes rafraîchissantes, des boissons alcalines, des purgatifs minoratifs, s'il y a lieu, et un régime doux, continué pendant quelques jours.—Les récidives sont difficiles à prévenir; contre elles, il faut avoir recours au traitement curatif par les eaux minérales, et notamment par les eaux chlorurées, sodiques et sulfureuses d'Uriage (1).

(1) Ceux qui désireraient étudier l'herpès sous toutes ses formes et dans toutes ses localisations pourraient encore consulter un grand nombre d'autres ouvrages, outre ceux que j'ai déjà indiqués. Par exemple : Gubler, *Mémoire*

Messieurs, je m'arrête là, si vous trouviez que j'ai donné trop de développements à ces considérations, je vous prierais de remarquer que le sujet est neuf, que j'ai été le premier à le traiter, et qu'il est assez naturel d'exposer, avec quelque complaisance, les idées que suggère une affection aussi rare et aussi curieuse que l'herpès névralgique des organes génitaux.

sur *l'herpès guttural et l'ophthalmie due à l'herpès de la conjonctive*, in *Arch. de méd.*, 1858. — Legendre, *Herpès vulvaire*, in *Arch. de méd.*, 5ᵉ série, tome I. — Jules Parrot, *Fièvre herpétique*, in *Gaz. hebd.*, 14 et 28 juillet 1871. Dans ce travail, l'auteur fait remarquer avec raison que « c'est par le système nerveux que sont reliés entre eux ces états morbides, en apparence fort dissemblables, et c'est par là qu'ils appartiennent à une même famille. » — Guéneau de Mussy, *Herpès du col*, in *Clinique médicale*, 1875. — Contagne, Thèses de Paris, 1871, *Herpès généralisé fébrile*; id., Servier, in *Ann. de dermatologie*, 1875-76. — Craudon Gusgenven, *Sur la contagion de l'herpès*, 1872. — Docteur Douaud, de Bordeaux, *Inoculabilité de l'herpès*, communication aux congrès des sociétés savantes départementales. — Bertholle, *De l'herpès guttural en général, et principalement dans ses rapports avec les troubles de la menstruation*, in *Union médicale*, 1866.

www.ingramcontent.com/pod-product-compliance
Ingram Content Group UK Ltd.
Pitfield, Milton Keynes, MK11 3LW, UK
UKHW022316070726
13614UKWH00002B/768